调好月经

让女性更有活力

熊瑛 主编

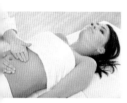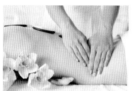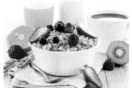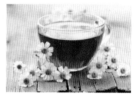

U0388194

黑龙江出版集团
黑龙江科学技术出版社

图书在版编目（ＣＩＰ）数据

调好月经，让女性更有活力/熊瑛主编. --哈尔滨：
黑龙江科学技术出版社，2017.2
ISBN 978-7-5388-9021-1

Ⅰ．①调… Ⅱ．①熊… Ⅲ．①月经病－防治 Ⅳ.
①R711.51

中国版本图书馆CIP数据核字(2016)第239353号

调好月经，让女性更有活力

TIAOHAO YUEJING, RANG NÜXING GENGYOU HUOLI

主　　编　熊　瑛
责任编辑　王嘉英　王　研
摄影摄像　深圳市金版文化发展股份有限公司
策划编辑　深圳市金版文化发展股份有限公司
封面设计　深圳市金版文化发展股份有限公司
出　　版　黑龙江科学技术出版社
　　　　　地址：哈尔滨市南岗区建设街41号　邮编：150001
　　　　　电话：（0451）53642106　传真：（0451）53642143
　　　　　网址：www.lkcbs.cn　www.lkpub.cn
发　　行　全国新华书店
印　　刷　深圳市雅佳图印刷有限公司
开　　本　723 mm×1020 mm　1/16
印　　张　10.5
字　　数　120千字
版　　次　2017年2月第1版
印　　次　2017年2月第1次印刷
书　　号　ISBN 978-7-5388-9021-1
定　　价　29.80元

月经是女性从"青春期"到"更年期"身心发育、妊娠、生产的基础。几乎所有女性都被或轻或重的月经病困扰过，其中最常见的就是痛经。

月经不调是很多成年女性经常面临的难题，特别是随着生活压力的增加，女性要承受生活和工作上的双重压力，更容易出现精神紧张，导致月经不调。此外，有部分女性在经期还会出现头痛、乳房胀痛、失眠等不适症状及痛经、闭经等月经病，若不及时调理、治疗，会加重病情，甚至造成不孕。因此，调理月经对女性而言，势在必行。

女性月经周期共有4个阶段（以28天为例），包括月经期（一般为第1~5天）、卵泡期（第6~13天）、排卵期（第14~15天）、黄体期（第16~28天），每个阶段的激素分泌和新陈代谢率有所不同。

要了解月经不调，首先要搞清楚什么是月经。月经不调就是月经病吗？引起月经不调的因素有哪些？月经不调又有怎样的危害呢……在本书中，我们针对女性常见的关于月经不调的疑问给予了详细的解答。

本书通过合理的体例结构和科学的内容编排，为读者详细介绍了月经的基本常识和生活中调理月经的小细节，让读者走上正确的调经之路；推荐了常见的有效调理月经的食材和中药材，解决了困扰读者的"吃什么，怎么吃"的问题；介绍了11个调理月经常用的穴位，针对女性常见的月经期不适症状和月经病，提出了相应的饮食调理方案和穴位调理方案，让读者学会对症治疗、事半功倍；最后介绍了生理期也能做的运动，让女性在生理期中也能减肥健身。

本书旨在为广大女性朋友提供科学、全面、实用的调经方法，希望帮助所有女性朋友轻松度过每个月经期、远离月经病困扰。

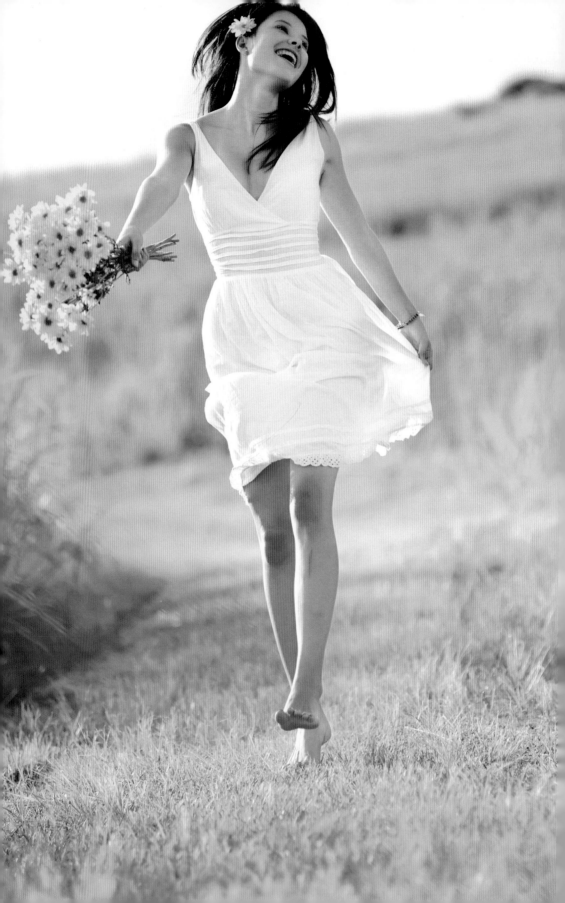

目录

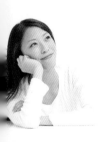
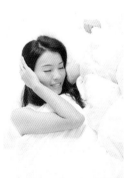

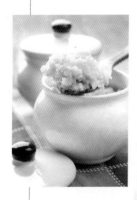
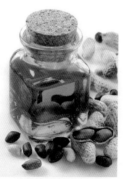

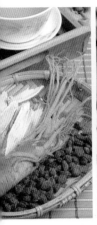
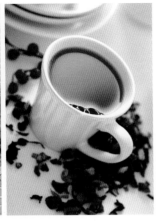

10道花草茶，冲冲泡泡亦调经

PART 4
11大调经要穴，
轻松赶走月经病

PART 5
中医内调外治10大月经病

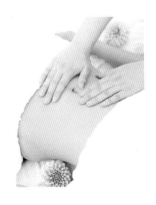

PART 6

妇科小偏方，解决经期困扰

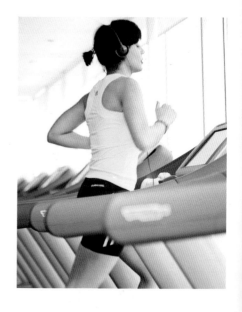

PART 7

经期都能做的简单运动，
助月经"走上正轨"

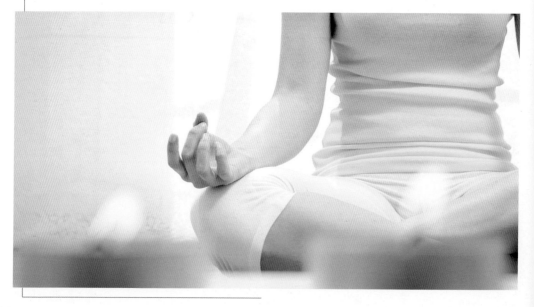

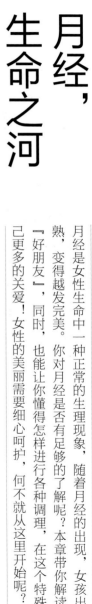

月经，生命之河

月经是女性生命中一种正常的生理现象，随着月经的出现，女孩出落得越发成熟，变得越发完美。你对月经是否有足够的了解呢？本章带你解读这一女性的「好朋友」，同时，也能让你懂得怎样进行各种调理，在这个特殊时期，给自己更多的关爱！女性的美丽需要细心呵护，何不就从这里开始呢？

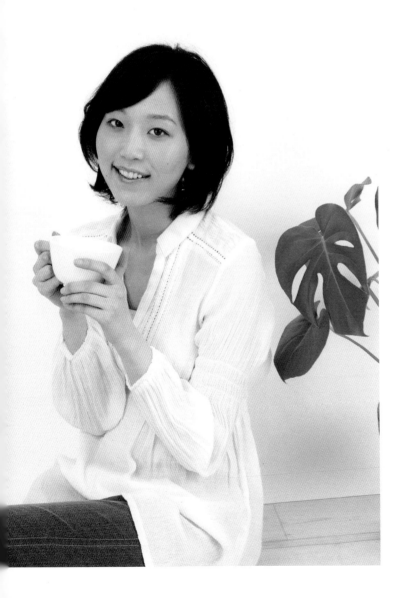

女性特有的生理现象——月经

　　月经是育龄期女子子宫内膜发生周期性剥落出血的生理现象。其他哺乳类动物则是经历动情周期。育龄女性每隔一个月左右，子宫内膜发生一次自主增厚，血管增生、腺体生长分泌以及子宫内膜崩溃脱落并伴随出血的周期性变化。这种周期性阴道排血或子宫出血现象，称月经。

　　月经又称为月事、月水、月信、例假、见红等，因多数人是每月出现1次而称之为月经，它是指有规律的、周期性的子宫出血。严格说来，伴随着这种出血，卵巢内应有卵泡成熟、排卵和黄体形成，子宫内膜有从增生到分泌的变化。但是在临床上常有不经过排卵而发生子宫出血的现象，叫作无排卵性月经。现代女性月经初潮平均在12.5岁。

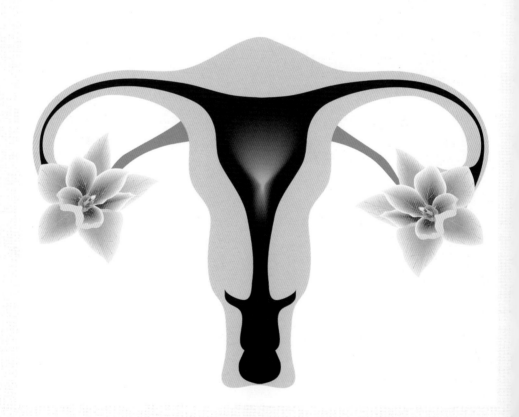

月经伴随女性的成长

新生儿期

出生4周内的婴儿称为新生儿期，女性胎儿由于受胎盘及母体性腺产生的激素影响，子宫、卵巢开始有一定程度的发育。

幼年期

从新生儿期到12岁左右称为幼年期。这一时期的女孩身体虽快速增长，但生殖器却发育缓慢，生理学上称为幼稚型。其特点是阴道狭窄，上皮薄，无皱襞，细胞内缺乏糖原、酸度低、抗感染能力强；子宫颈比子宫体长，占子宫全长的2/3；卵巢狭长，卵泡不发育。7～8岁，内分泌腺开始活动，逐渐出现女性特征，骨盆逐渐变得宽大，髋、胸及耻骨前等处的皮下脂肪逐渐增多。10岁左右，卵巢中开始有少数卵泡发育，但大都达不到成熟程度。11～12岁时，第二性征开始出现。

青春期

女性从月经来潮至生殖器官发育成熟，一般在12～18岁。此期间全身及生殖器官迅速发育，性功能日趋成熟，第二性征明显。丘脑下部和垂体的促性腺激素分泌增加，作用加强。卵巢增大，卵泡细胞反应性提高，且有进一步发育，并产生性激素。在性激素的作用下，内外生殖器官发育增大，阴阜隆起，大阴唇变肥厚，小阴唇变大且有色素沉着；阴道的长度及宽度增加，阴道黏膜变厚，出现皱襞，上皮细胞内有糖原；子宫体增大，为宫颈长度的2倍；输卵管增粗。12～13岁的女性开始有月经，第一次行经称为"初潮"。由于卵巢功能尚不稳定，所以月经不规则。初潮后一般要隔数月、半年或更长时间再来月经，一般在两年左右会逐渐形成规律。

性成熟期

女性卵巢功能成熟（性激素周期性分泌及排卵）时期称为性成熟，又称生育期。此阶段一般自18岁开始，历时约30年，是女性生育功能最为旺盛的时期，生殖器官及乳房在卵巢分泌的性激素作用下会发生周期性变化。在此时期需非常注意营养的补给并养成良好的生活习惯。

更年期

更年期指妇女绝经前后的一段时期，这时卵巢功能开始衰退，月经周期也开始出现不正常现象，伴有潮热、出汗等血管舒缩功能不稳定的表现。此阶段的女性，应注意休息，调整心情，若出现异常出血的症状或感到明显不适时，应及时就医。

与月经息息相关的骨盆腔

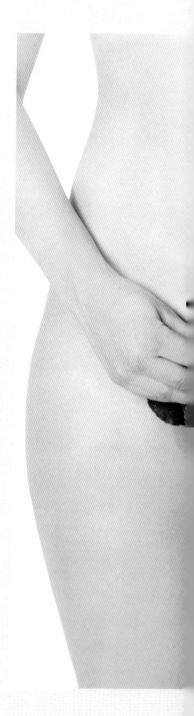

女性的骨盆，具有支撑上半身、稳定腰部的作用，更是保护生殖系统、孕育新生命的重要部位。

骨盆腔的构成，主要包括子宫、卵巢、输卵管这些器官等，女性朋友生理期间的痛感就是来自这些部位。骨盆腔功能有异常时，会导致经期出现严重的疼痛，也就是所谓的"继发性痛经"。

子宫

位于骨盆腔的中央，是孕育宝宝的地方，中医称之为"胞宫"。我们常常说保持子宫的温暖非常重要，这是因为许多妇科疾病、经期不顺或不孕，都是"子宫过寒"所造成。

输卵管

在骨盆腔内左右各有一条输卵管，输卵管的一端膨大呈喇叭状，开口于腹腔，另一端与子宫相连。

当女性月经来潮时，正常情况下，经血向子宫颈、阴道外排出。如果有少部分的经血没有排出，而是倒流到输卵管内，经血里的子宫内膜细胞着床在输卵管上，经过不断增生，便会造成输卵管阻塞、盆腔粘连或子宫内膜异位而产生痛经，甚至导致不孕。

卵巢

卵巢与输卵管喇叭状开口处紧紧相依，是女性分泌黄体素及雌激素的部位之一。

当女性患有卵巢囊肿或肿瘤时，经常会引起痛经，例如卵巢巧克力囊肿就是子宫内膜异位症的一种常见病症，当排不出的经血长期堆积在卵巢内，就可能引发反复性痛经。很多患有不孕症的女性均被发现有卵巢囊肿的病变。

月经周期4部曲

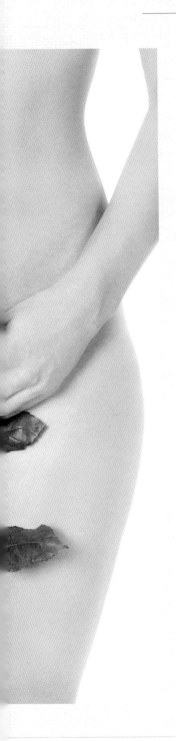

身为女性，尤其是饱受痛经困扰的女人，在了解自己的月经周期及其变化后，或许就能找出痛经的原因。

月经周期只是经血排出的那短短5～7天而已吗？其实月经周期是指从经血排出的第一天到下次经血再来的这段时间，一般时间在26～30天都是属于正常的生理周期。而整个月经周期又可分成4个阶段，从月经来潮的那天开始算起，即月经周期的第一天。

月经期

在没有怀孕的情况下，一般而言，月经出血的天数应在3～5天，若超过8天或不到2天都属异常现象。

月经期女性的雌激素及黄体素分泌量都会下降，体温也会比较低，因此要特别注意保暖。

避食寒凉之物，在冬天洗完头发后应马上吹干才能离开浴室。这段时期抵抗力较为低下，作息宜正常，不要熬夜。饮食要均衡，给予下腹部适当的温暖，并进行适度且缓和的运动，这些都有助减少月经期不舒服的状态。

卵泡期

卵泡期是指行经期结束到排卵期的这段时间。这个时期身体会分泌大量雌激素，以刺激子宫内膜的增生及肥厚，使卵泡发育成熟而能顺利进入排卵期。

这时候，女性的身心及皮肤都维持在一个稳定且平衡的状态。可多摄取一些能补血、造血及含铁的食物，例如四物汤、黑枣、红枣、葡萄干、黑木耳、金针菇、牛肉、红豆、樱桃等。

排卵期

　　一般月经来潮后的第14～15天为排卵日，排卵日的前后共10天为排卵期，又称为受孕期（想要避孕者则称之为危险期）。排卵后的卵巢因为受到脑下垂体的作用，会分泌大量的黄体素，让子宫内膜变得更为肥厚，以便受精卵能顺利着床。计划怀孕的女性，可通过测量基础体温预测排卵时间，不打算生育者就要注意避孕了。

　　排卵前4天，子宫处于低温期，子宫虚寒的人可服用肉苁蓉来温补肾阳，排卵后4天的子宫处在高温期，下巴容易长痘痘者，可以煮一些玄参茶来滋阴降火。

　　排卵期子宫颈腺体会分泌白色略带透明的黏液，记得切勿穿紧身裤或使用卫生护垫，尽量保持阴部干爽。

　　有些人排卵时会有下腹坠痛或轻微出血现象，这些均属正常现象，但若有剧烈疼痛，或是出血量较多的症状，最好向医师咨询。

黄体期

　　即排卵后到月经来潮的前一天，当这个阶段告一段落，子宫内没有受精卵的话，女性的身体就会展开又一次的月经循环周期。

　　女性在月经周期的第14天排卵之后，由卵泡转变成的黄体开始分泌黄体素，到月经周期的第21天，黄体素的分泌达到最高峰，一旦卵子未受精，黄体素就会逐渐减少，这种激素的变化就会引起情绪烦躁、焦虑紧张、水肿、头痛等"经前综合征"。直到月经再次来到，基础体温才会随之降下来。

　　通常在黄体期，大部分女生食欲会特别旺盛，这是激素在作祟，要小心控制饮食，避免发胖，但也无需刻意抑制，否则会使情绪更加低落。

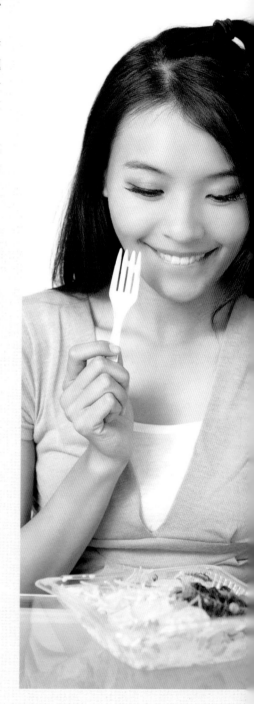

月经自我诊断

正常月经主要从经色、月经持续时间、经量、月经周期4个表现来判断。

经色： 一般呈红色或暗红色。若出现紫黑色或伴有黑色血块，或出现淡红色，则属不正常。

月经持续时间： 正常月经时间为2~7天。

经量： 一次月经来潮的出血总量，月经量因人而异。

月经周期： 一般为28~30天，提前或延后7天左右，均可视为正常。

月经期一般无特殊症状。少数人可能会有全身不适、浮肿以及腰骶部沉重或下坠感、困乏、乳房胀痛与手足发胀；个别可有膀胱刺激症状，如尿频、尿急；神经系统轻度不稳定症状，如头痛、失眠、精神抑郁或易激动；有的还有胃肠功能紊乱，如恶心、呕吐、便秘、腹泻等。这些症状与盆腔瘀血及神经体液调节功能改变有关，一般都不会很严重，月经过后自然消失。如果月经过后这些症状还持续存在或是情况异常严重时，请注意就医做进一步检查诊断，及时医治。

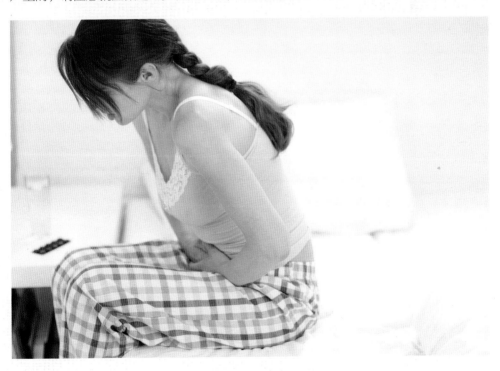

月经不畅，分型要知晓

很多女性经期常常感到手脚冰冷，用热水袋敷在小腹处就会感到舒服，经期后感到疲乏、身体虚弱……于是，久而久之，开始流传起"月经不调为气血亏虚所致，所以要多吃红枣、桂圆、芝麻、阿胶等各种滋补食物"的说法。

其实女性要"调月经"，首先要正确辨认自身月经不调的性质，对症下药才能解决问题。滥补、误补不但无益，还可能起反作用；同时月经不调的分型界限也不是特别清楚，需要医生仔细鉴别诊断，对于月经不调的女性也需要仔细观察身体的变化，适时而变。

月经不调的分型主要有以下5种：

气血虚弱型

表现 月经延迟，月经量少，色淡、质清稀、无血块。经净后小腹隐隐作痛，喜温、喜按或小腹及阴部空坠不适。婚久不孕或反复自然流产。常伴有神疲乏力、倦怠懒言、声低气弱、心悸气短、面色苍白、爪甲不华的表现。舌质淡、苔薄白、脉细弱。

调经 经期后宜补血调经，可以早晚吃2～3颗红枣，在脾胃可以承受的情况下多吃黑芝麻等食品。注意，一般在月经结束后再进补。

容易上火的女性进补时，应注意适量搭配一些清热、性温的食品，如梨、芹菜等，避免食用过于燥热的食物。

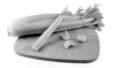

痰湿型

表现 月经后期量少、点滴即止、经色淡、带下量多、色白质黏无臭、婚久不孕。伴有形体肥胖、多毛、面部痤疮、毛孔粗大、头晕、心悸、胸闷、食欲缺乏、恶心欲呕、面目虚浮或面色萎黄无光泽。舌淡、苔白腻、脉滑。

调经 可以适当食用祛痰化湿的食疗方，例如经期后可用陈皮、茯苓、扁豆等煮水或与瘦肉煲汤食用。

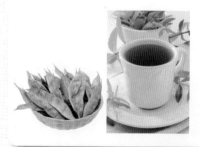

血寒型

表现 经期错后，月经量少，色黯红、有血块，小腹冷痛，热敷之后痛减，畏寒肢冷。

调经 血寒型患者宜温经散寒，宜吃生姜、干姜、肉桂、红糖、花椒、胡椒、丁香、小茴香等食物；忌吃柿子、柿饼、梨、苦瓜、螃蟹、螺肉、鸭肉、皮蛋、绿豆、冷茶及各种冷饮。

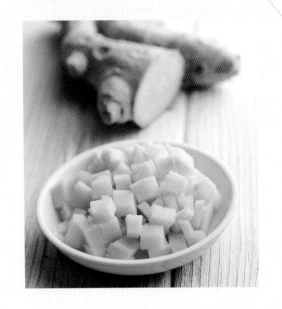

血热型

表现 经期提前，月经量多，色深红或紫红，经质黏稠，心胸烦热，面赤口干，大便秘结，舌红苔黄为实热证；经期提前，月经量少，色红质黏，潮热盗汗，手足心热，腰膝酸软，舌红、苔少为虚热证。

调经 实热证者平时可食用莲藕、芹菜、白茅根等具有清热功效的食材；多用蜂蜜泡水喝，以缓解便秘症状。

虚热证者平时可以用生地黄、玄参、牡丹皮等清虚热的中药材煲鱼汤或老鸭汤。

肾虚型

表现 月经延迟或先后不定期，经量少，甚至闭经。经色淡暗或淡红、质稀薄。经期或经后1～2天小腹隐隐作痛，伴腰骶酸痛、带下量多、质稀。经常伴有面色晦暗、头晕耳鸣、腰酸腿软、小便频数、性欲淡漠的症状。

调经 肾气虚者经期不宜补，要注重经后补气，可用人参、黄芪、党参等补气之品炖鲈鱼、山药等服食。

肾阴虚者可用沙参、麦冬、玉竹等滋阴中药材煲鱼汤或老鸭汤，适当进食雪蛤、花胶等。

肾阳虚者旨在补肾壮阳，可以多食用韭菜、核桃、黑芝麻和榛子等。

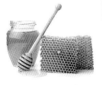
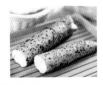
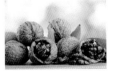

月经是女性的专属闺蜜

　　月经是女性与生俱来的特殊伙伴，是女性朋友的专属闺蜜，它的重要性不言而喻。现在让我们一起看看为什么月经对于女性来说很重要吧！

怀孕的信号

　　若育龄期已婚女性，按以往月经规则，超过10天以上没来月经，首先要考虑是否怀孕。此时应到医院进行进一步的检查和采取相应的措施。

疾病的信号

　　若女性年满18岁，月经尚未来潮者称为原发性闭经；月经来潮后再出现停经3～6个月以上者称为继发性闭经（不包括应妊娠、哺乳、绝经所致的闭经）。若出现这些闭经的情况，就要注意检查是否有生殖道闭锁、先天性无子宫或子宫发育不良、卵巢肿瘤、脑垂体肿瘤或功能低下、内分泌或消耗性的疾病。除此之外，月经持续时间、经量、伴随症状等的变化也是发现和诊断很多疾病的重要线索。

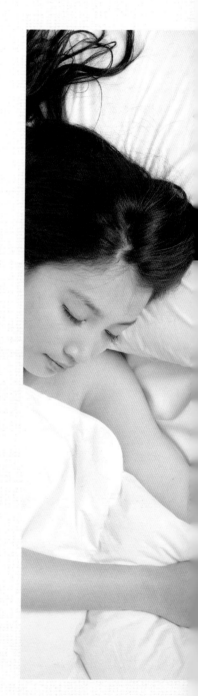

增强造血功能

　　月经引起机体经常性失血与造血，使女性的循环系统和造血系统的功能加强。出现意外失血时，女性能够较快地造出新血液以补充失血。

可避免铁过量带来的伤害

　　有一种称为血色素沉着症的遗传性疾病，容易引起患者铁元素代谢失调，身体内会积聚过多的铁；铁过量会缓慢地导致皮肤、心脏、肝脏、关节、胰腺等病变。治疗铁过量的方法之一是定期排放一定量的血液。血色素沉着症引起的器质性损害在女性身上出现的概率远远低于男性，甚至几乎不发生，这是因为月经的作用——周期性的失血正好消耗了过量的铁。

干扰月经的因素，你知道吗？

女性在日常生活中，要注意这些"雷区"，不要随便步入，以防出现月经不调或加剧月经不调。

情绪异常

女性月经是由大脑皮层、下丘脑、脑垂体、卵巢和子宫相互作用的结果，受神经内分泌调节。若长期的精神压抑、精神紧张或遭受重大精神刺激和心理创伤，都可导致月经失调、痛经甚至闭经。这是因为月经是卵巢分泌的激素作用于子宫内膜后形成的，卵巢分泌激素又受到垂体和下丘脑释放的激素控制，而这些内分泌腺的功能也和情绪调节相互影响。

寒冷刺激

女性经期受寒冷刺激，会使盆腔内的血管过分收缩，可引起月经过少甚至闭经。因此，女性日常生活中应注意经期防寒避湿，不能"要风度不要温度"，夏季不要过食冰冷之物，在空调房要注意穿衣保暖。

节食

少女的脂肪至少占体重的17%，方可产生月经初潮，体内脂肪至少达到体重22%，才能维持正常的月经周期。过度节食，由于机体能量摄入不足，造成体内大量脂肪和蛋白质被消耗，致使雌激素合成障碍并缺乏，影响月经来潮，甚至经量稀少或闭经。

嗜烟酒

香烟中的某些成分和酒精可以干扰与月经有关的生理过程，引起月经失调。在吸烟和过量饮酒的女性中，有25%～32%的女性因月经失调而到医院诊治。在每天吸烟1包以上或饮高度白酒100毫升以上的女性中，月经失调者是不吸烟、喝酒女性的3倍。

滥用抗生素、避孕药等

有些女性出现月经不调后，为了早些康复，或是为了避孕，总是自行到药店夫买药吃，这样容易造成误用甚至出现滥用，会导致机体功能失常，造成月经不调或加剧月经不调。

长期便秘

长期便秘的女性，其直肠内因常有大便积蓄会发生膨胀，从而导致子宫颈向前推移，子宫体向后倾斜，会引起月经不调甚至是腰痛。便秘还会伴有失眠、烦躁、多梦等精神性心理障碍。这些情绪异常也会引发和加重月经不调。

月经不调可能是激素作怪

激素与女性健康有着密不可分的关系，因为激素的种种变化总在女性身上表现特别突出。关注女人，保护好你的激素。

21～22岁是青春的巅峰时期，也是内分泌系统功能发育最顶峰的时期。从25岁开始，人体内激素的分泌量便以每10年下降15%的速度逐年减少，人体各器官组织开始老化萎缩，皮肤明显暗淡，精神不佳。60岁时，激素分泌量只有年轻时的1/5左右。

缺乏激素，身体就会报警

症状1：失眠、头痛

表现 失眠、多梦、疲倦、头痛。晚上催眠的方法皆用尽，还是睡不着；白天注意力不集中，困倦嗜睡，严重影响了日常生活。

症状2：月经不调

表现 "老朋友"总是不按时出现。提前还好说，最多就是弄个措手不及，但推后就不安了，疑神疑鬼地掰着手指头算日子，或是怀疑是否怀孕了。好不容易盼星星盼月亮盼来了，却发现在它该离开的时候，却拖拖拉拉地不肯走。

症状3：皮肤衰老

表现 皮肤松弛，原本白皙的肌肤日渐粗糙，毛孔也膨胀粗大起来，就连色斑也跳出来捣乱，镜子呈现出来的是标准的"黄脸婆"。

症状4：烦躁胸闷

表现 心慌气急、易激动，甚至狂躁，会因一件小事与同事或家人争吵，有时很难控制自己的情绪。夜间睡觉时会因为胸闷而被憋醒，严重时血压会升高。

调节激素可多吃黄色食物

黄色食物可以健脾，增强胃肠功能，恢复精力，补充元气，进而缓解女性激素分泌减少的症状。黄色食物对消化系统很有帮助，同时，也可延缓记忆力衰退。

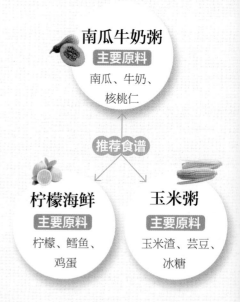

南瓜牛奶粥
主要原料
南瓜、牛奶、核桃仁

推荐食谱

柠檬海鲜
主要原料
柠檬、鳕鱼、鸡蛋

玉米粥
主要原料
玉米渣、芸豆、冰糖

月经不调的危害，不可不知

影响容颜

月经不调会导致内分泌紊乱，进而出现色斑、肌肤松弛等，还会引发妇科炎症；月经不调可能会引发子宫内膜异位、宫颈炎，其中月经量异常也代表子宫内膜异常，长期下去可能会导致癌变。

导致不孕

月经不调若不及时治疗和调养，会使病情恶化，体质也会不断下降，继而引发不孕。

导致失血性贫血

月经不调最明显的表现就是月经量过多或不规则，持续这样的情况，会导致失血性贫血。

导致记忆力差、神疲力乏、头痛、失眠等症状

月经不调影响女性正常的血液代谢，进而引发相关的功能性或是器质性的损害，会出现头晕、失眠、神疲力乏等症状。

影响情绪

月经不调影响内分泌系统，包括调节情绪的一些激素，因此会影响情绪。同时，月经不调导致身体出现不适症状，如失眠、疲劳等，也会影响女性正常生活，容颜的变化甚至引起不自信，这些因素均容易导致情绪的波动。这些情绪的波动，反过来又会加重月经不调带来的生理不适症状。

既然月经不调会导致这么多严重的后果，那么女性朋友们只有调理好月经，才能时刻让自己魅力四射。

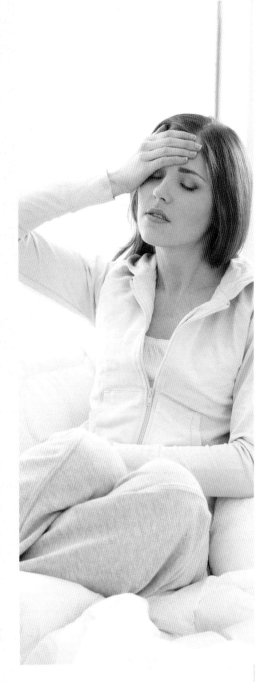

6大营养素，轻松度过生理期

现在的女性为了保持窈窕曲线，很多人都有节食、偏食等不良的饮食习惯，结果导致身体的某些营养过剩，而某些营养素又极度缺乏，这种营养失调的现象往往会导致女性经期的各种不适，甚至还会增加不孕的风险。为此，对待身体我们不得不谨慎，建议女性多多摄取以下六种营养素，调理好身体，从此生理期到来就不会再如临大敌了。

1.维生素B₆

适量的维生素B_6能够调节中枢神经系统，使肌肉放松，降低子宫平滑肌的张力，舒缓经前综合征产生的焦虑不安、情绪不稳。香蕉、猪肉、鸡肉、蛋、动物肝脏、马铃薯、燕麦、糙米、花生、小麦胚芽及蜂蜜中都富含维生素B_6。

2.维生素B₁

经期多摄取维生素B_1有缓解痛经的功效。维生素B_1主要存在于种子的外皮和胚芽中，例如黄豆、杏仁、小麦胚芽、米糠，以及用于中药的防风、车前子、槟榔等都含有丰富的维生素B_1。

3.维生素E

维生素E是一种抗氧化剂，可以缓解子宫过度收缩所引起的痛经，对乳房不适、头痛、紧张或沮丧情绪也有很好的调节效果。食物中如核桃、黑芝麻、杏仁、葵花子、松子等坚果类，以及柠檬、橙子、菠菜等蔬菜水果都含有丰富的维生素E。特别是核桃、黑芝麻，能润肤、抗衰老，缓解月经量过多，治疗产后缺乳，并且还有丰满乳房的作用，这都与其富含维生素E有关。

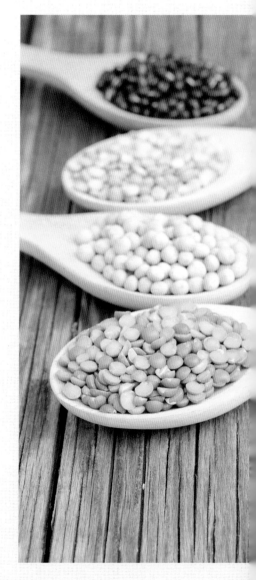

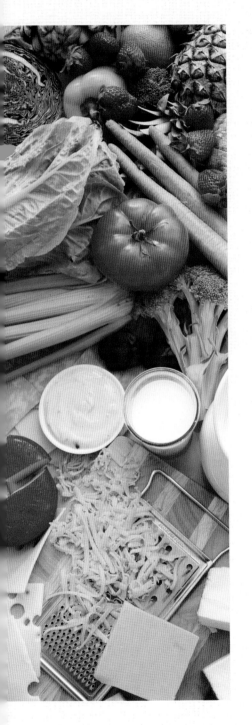

4.钙

经前1周血钙开始下降，女性会逐渐出现紧张、易怒情绪，到了月经来时血钙降得更低，就会引起子宫平滑肌痉挛，造成痛经或其他部位肌肉疼痛。因此，维持体内的钙质平衡，能够改善痛经和经前综合征。女性可以多摄取牛奶、酸奶、小鱼干、豆制品、黑芝麻、全谷类等富含钙质的食物。另外，中药阿胶和龟鹿二仙胶是含天然钙质极高的养生佳品，月经结束后在使用加味四物汤时，将汤渣过滤后加入6～10克的阿胶或龟鹿二仙胶，不但能预防痛经，还能预防骨质疏松症。

5.铁

经血量过多、经期过长，或是子宫内膜异位等子宫疾病造成长期慢性失血，容易引起缺铁性贫血。而贫血又会造成血虚缺氧型头痛、供血不足型腹痛。铁质有造血功能，可从红肉、黑芝麻、紫菜、海带、苹果、红豆、红苋菜和葡萄干等食物中获得。大家熟知的黑枣与红枣，其含铁量比牛羊等红肉高出不少，经后如想避免贫血，不妨将黑枣、红枣作为健康的小零食。

6.镁

镁是天然镇静剂，有助缓解生理期的偏头痛。在中药里含有丰富镁质的药材不少，例如含镁较多的川芎是一味能调经又能治头痛的中药。至于其他食物，松子、榛子、黑木耳、葡萄、糙米、黄豆、小麦胚芽也都是不错的含镁食品。

让妇科检查成为你的"护身符"

很多女性宁做美容，不做妇检。女性内生殖器官有卵巢、输卵管、子宫和阴道，许多看不见、摸不着的妇科疾病都发生在此。所以，妇检是女性的一道"护身符"。只有定期做妇科体检，才能有效预防妇科疾病的发生。

据世界卫生组织调查：三分之一的癌症可以预防，三分之一的癌症如早期发现可以治愈，三分之一的癌症经过治疗可以减轻痛苦延长生命，像子宫颈癌、卵巢癌、乳腺癌，还有子宫肌瘤等常见病，通过体检都可以早发现、早诊断、早治疗。

妇科检查的时间宜忌

①为了防止感染，避开月经期做妇科检查。

②月经结束后一周内实施放、取环手术，安排子宫、卵巢切除术及一些特殊检查和治疗。

③临近月经期或月经来潮的第一天适合做为了诊断某些疾病而做的刮宫手术。

④两次生理周期之间适合做子宫颈图片检查。

⑤月经周期结束后的一周左右是乳房透视的最佳时间。

⑥月经结束后是做乳房自我检查的最佳时间。

小编贴心提示

妇检时不必害羞回避，应如实回答医生询问。性别差异在医生眼中其实毫无隐秘可言，医生在为病人检查生殖器官时，完全是用科学的眼光和专业的态度，根本不会想到别的问题。所以，在医生面前不好意思、扭捏恐惧更完全没有必要。

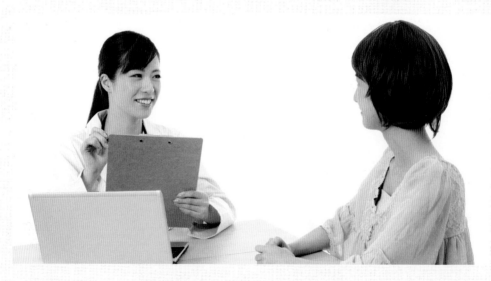

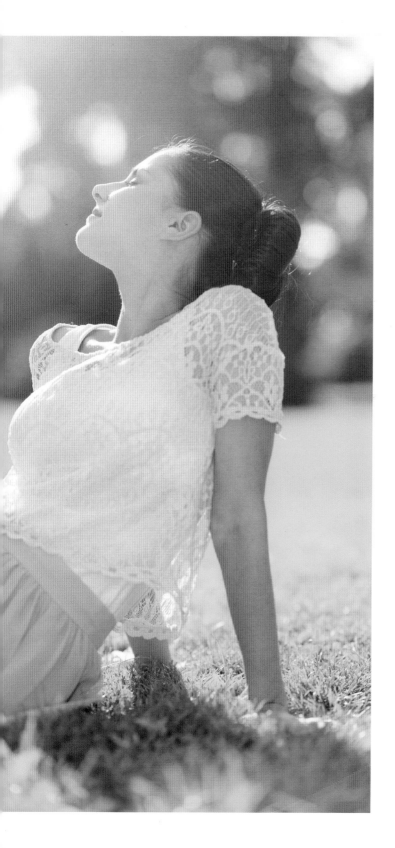

注意生活小细节，
月事顺畅事半功倍

如期而至，并且无痛无痒的月经能让人感觉踏实、身心舒畅，而痛经却总是让人很困惑。为了顺利度过月事期，日常生活中，更应该注意小细节，才能身心愉悦、无忧无虑。

别熬夜，确保在排毒黄金时间入睡

随着社会经济的不断发展，人们的夜生活也越来越丰富多彩了，不少女性朋友就成了不折不扣的夜猫子。殊不知，熬夜正在一点一滴地透支着人类的健康。女人熬夜更是为自己带来了巨大的危害，因为它不仅会让容颜憔悴，还会给子宫带来极大的健康隐患。

俗话说："一夜不睡，十日不醒。"熬夜势必会给精神状态带来影响，继而影响到整个身体血液循环和新陈代谢的进程。同样，熬夜给子宫带来的影响也是不可估量的。所以，女人养护子宫，就要从良好的生活习惯入手。良好的生活习惯，首先要从保证睡眠开始。

熬夜打乱了人体自然的生物钟，身体抵抗力减弱了，于是各种疾病就跟着来了。女人要呵护自己，就要尽量少熬夜。在不得不需要熬夜的时候，我们大脑需氧量会增大，所以，应该保持室内的空气通畅，并需要一定的湿度。此外，我们还可以不定时地做做深呼吸；熬夜后的第二天，如果时间允许，中午一定要小睡一下，专家称，午休半小时可抵晚间睡眠1小时。睡醒后，如果觉得头部发紧，可以帮自己做个头部按摩，即用两手的指尖从前至后、从上至下轻叩头部40次，这样能促使头部血液畅通，有利于紧张的脑神经松弛下来；打羽毛球等适当的户外体育锻炼对健康也有所帮助。

此外，熬夜会让人的肠胃循环功能变差，所以不能吃太饱，要以清淡为主。下面的3类食物比较适合熬夜的人群：一是富含B族维生素的食物，如胡萝卜，能帮助保护脑细胞，迅速恢复精神和体力；二是富含维生素C或胶原蛋白的食物，有利于皮肤恢复弹性和光泽，防止黑眼圈出现；三是绿茶素，可以消除体内多余的自由基，帮助脂肪代谢，胃肠不好和睡眠不好的人可改喝枸杞泡的热茶或菊花茶。

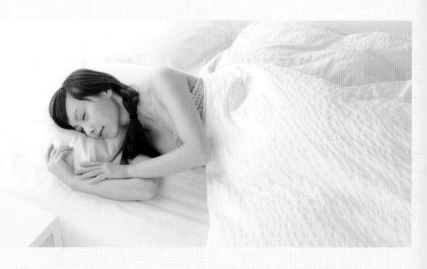

千万别吃减肥药

减肥药是随着审美观念的改变，衍生出来的一种能够使女性达到瘦身目的的药品。但是，即使是纯天然的减肥药对身体健康也会有不同程度的不良反应。

1.抑制食欲类减肥药的危害

有些减肥药是通过提高饱腹感、降低食欲来控制进食量，这样可以减少热量的摄入，从而达到减肥的效果。抑制食欲的不良反应不是很明显，但是长期服用可能造成体内营养不良，应该多补充一些水果和蔬菜。

2.脂肪吸收阻断剂的危害

减肥药中有一种叫脂肪吸收阻断剂的药物，可以减少小肠对脂肪的吸收，从而减少体内脂肪的增加，从而达到减肥。很多减肥药都是依据这个原理减肥的，如果经常吃的话，容易出现脂溶性维生素和矿物质吸收不足、腹泻等不良反应。

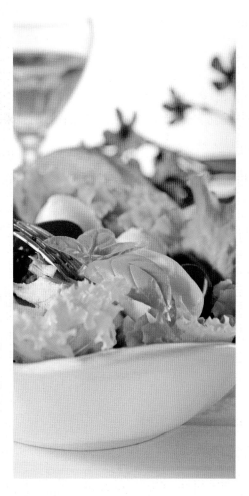

3.糖类吸收阻断剂的危害

减肥药中的糖类吸收阻断剂可以减少身体对糖类的吸收，以防止过量的糖类被转化为脂肪。不长期服用危害不明显。

4.腹泻类物质的危害

减肥药中的腹泻类物质可以增加肠胃的排泄作用，减少对食物的吸收，经常服用会造成胃肠道功能紊乱，容易引起内分泌失调。一般的减肥药内含泻下药如大黄、决明子等，都是一些寒凉性药材，过多服用会导致宫寒如痛经、经量少等问题，甚至会导致月经减少或闭经，若不排卵还会影响受孕。

紧急避孕药只能用在紧急时

对于没有准备生孩子的夫妻来说，避孕是非常重要的，目前避孕的方法是非常多的，紧急避孕药就是其中一种方法。现在有很多人为了贪图一时的享受，忘记在性生活的时候进行避孕，导致不得不服用紧急避孕药的方法来进行避孕，其实吃紧急避孕药的危害是非常大的，对于女性朋友的身体伤害也是很大的，因此尽量不要选择这种方法来避孕。那么吃紧急避孕药有什么危害呢？经常吃避孕药的危害有哪些？

吃紧急避孕药的危害主要包括轻度恶心、肠胃不适、头痛、乳房压痛、体重微增、神经紧张、情绪低落、月经延迟、皮肤易生褐斑和粉刺等现象。

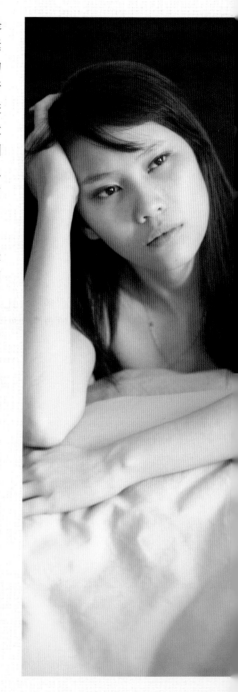

此外，避孕药也许会引发肿瘤症，如乳腺肿瘤、子宫颈肿瘤、肝脏腺瘤。由于长期服用紧急避孕药造成的月经紊乱，通常是很难调治的，并且会影响卵巢、子宫的发育。少女的内分泌、生殖器官还没有发育成熟，这个时候服用紧急避孕药的话，会对卵巢、子宫的发育产生不好的影响，导致卵巢疾病。避孕药本身对卵巢是有干扰的，它抑制排卵阻止怀孕，长期服用会诱发女性产生卵巢囊肿。

性生活没有采取任何避孕措施或虽采取避孕措施，但避孕失败（如安全套破损、滑脱或使用不当），可在72小时内服用事后紧急避孕药。紧急避孕药一般在药店都能买到，但属激素类药物，多次服用会导致月经紊乱，对身体健康有一定的危害。在一个月内，服用紧急避孕药不能超过1次，过量服用会带来明显的不良反应。

私处护理，呵护过度是伤害

有人说，女人拥有两个"花园"：看得见的花园——脸，秘密花园——私处。女人除了悉心呵护看得见的花园外，更要呵护好自己的秘密花园，掌握私处保养的学问，让自己更健康。可惜的是，不少女性在私处保养中存在错误的做法。

错误做法1：清洁过度

每天用清水清洗外阴并没有错，但有的过于讲究卫生的女性不只是用清水洗，还经常用一些洗护产品冲洗外阴、阴道。广州伊丽莎白医院妇科才中秀主治医师解释，正常阴道的pH值是3.3 ~ 4.4，这个酸碱度最不易滋生致病菌，过度清洗容易破坏这个酸碱度。当pH值低于3.3时，易患霉菌性阴道炎；如果pH值高于4.4，易患滴虫性阴道炎。她建议女性每天洗澡时用清水清洗外阴即可。

错误做法2：动辄上药

有些女性有经常为阴道上药的习惯，特别是感觉白带有点多时，就去药店买妇科用的栓剂来自行处置。才中秀医生解释，白带是女性正常的阴道分泌物，在一个生理周期的某个时段会显得有点"多"，比如排卵期白带会变稀薄，于是显得多了，但这并非是病，不需要处理。就算真的是阴道炎引起的白带过多，不同类型的阴道炎用药也完全不用。比如很多女性会到药店买达克宁栓，这种药只对霉菌性阴道炎有效，对其他原因引起的阴道炎就没有作用了。动辄给自己上药会破坏阴道的酸碱平衡，引起正常的菌群紊乱，反而更易致病。

错误做法3：湿纸巾擦

有些女性在小便后喜欢用湿纸巾擦外阴，认为这样更干净。其实妇科专家主张，在没有条件每天清洗外阴的情况下，可以适当使用湿纸巾，但不应该经常使用。如果湿纸巾的质量不合格，非但起不到清洁的效果，还在擦拭中带来了新的病菌。

错误做法4：剃阴毛

有些女性有定期剃阴毛的习惯，她们认为剃了阴毛，可以减少细菌滋生的温床。妇科专家分析说，剃不剃阴毛属于个人喜好，从医学的角度看，这对增加私处健康并不会有额外的帮助。在临床中，只有在患有阴虱的情况下，医生才要求患者剃掉阴毛。

每天多喝几杯水

水是生命之源，人体一切的生命活动都离不开水。但是，很多人对喝水的理解仅仅限于解渴。其实喝水也是一门学问，正确地喝水对维护人的健康非常重要。

喝水不能等到口渴了再喝，那时候身体已经属于轻微缺水了，要每天按时补充水分。正常人每天消耗水分为2000～2500毫升，所以每天我们必须补充2000毫升以上的水，而夏天由于天热，每天补充水分必须保持在3000毫升以上了。

水分不能说一次性喝下去就完事了，要分开来喝，晚上也一样，一次的最大补水量为250毫升，超过这些水就属于浪费了，而且会冲淡胃酸，对身体也不好。

每天4个时刻必须来杯水

第一杯水 6：00AM

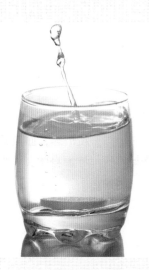

清晨第一杯水。经过一整夜的睡眠，身体开始缺水，起床后喝250毫升的水，既可以补充一夜消耗的水分，又可以帮助肾脏及肝脏排毒。有人说早上起来应该喝淡盐水，也有人习惯喝一杯蜂蜜水，但是专家认为，早晨是人体血压升高的第一个高峰，喝淡盐水会使血压更高，而喝蜂蜜水则会引起胃酸。所以，新鲜的温白开水是最好的选择，其中所含的钙、镁元素对身体健康很有益。值得注意的是，喝水时最好小口小口喝，这样水更容易被肠胃吸收。

第二杯水 9：00AM

清晨从起床到上班的过程，时间总是特别紧张，情绪也较紧张，身体无形中会出现脱水现象，所以到了办公室后，先别急着泡咖啡或者茶，给自己倒一杯清水，适时地为身体补充水分，然后开始一天的工作吧！

第三杯水 11：00AM

工作一段时间后，一定别忘了起身活动身体，同时补充流失的水分，一杯清水或者一杯蔬菜汁，都有助于缓解你紧张的工作情绪。

第四杯水 18：00PM

离开办公室前最好能再补充一杯清水，以缓解下班路途中的缺水现象。

另外，运动后需补水，运动指的不只是剧烈运动，包括平时打扫完卫生后也应该补充一杯水。感冒发热时更需补水，高热时多喝水，有利于排毒，提高身体的抵抗力。

早晨"赖床"5分钟

每天早晨闹铃一响，我们就会条件反射般坐起来，立马起床，可事实上这并不是一种有利于健康的做法。人从睡眠中醒来，是需要一个过程的。如果苏醒后立即坐起和下床直立，是不利于健康的做法。其实，几分钟的"赖床"是有助于生理活动调节的。

人在夜间睡眠时，身体各系统处于半休眠状态，而醒来后，各系统需要从半休眠状态逐渐转变为工作状态。如果马上起床，由于身体尚未适应工作状态，会出现头晕、恶心、心慌，甚至四肢乏力、反应迟钝等现象。那么正确的方式应该是怎样的呢？

清醒后不忙起床，先静躺5分钟，同时做10次深呼吸，然后缓慢坐起，伸3~5次懒腰，下床后喝一杯温开水，待身体恢复正常状态后，再进行晨练或其他活动。

在这赖床的5分钟里，可以闭目养神，让身体慢慢适应，也可以先躺着伸伸懒腰，用双脚互相搓搓脚心，用手做个"干洗脸"，这些动作对健康都有好处。在床上做几分钟保健运动，这对预防心脑血管疾病和增强各器官功能都有益处。

赖床的5分钟内，做做这些动作：

伸一伸，加速清醒

经过一夜沉睡，血液循环减慢、呼吸减弱，血液和氧气供应不充分，伸懒腰的动作恰好可以伸展身体、扩张胸廓、加速血液循环、促进氧气供应，有利于全身肌肉的收缩和呼吸的加深，对加速清醒也很有利。

扭一扭，缓解肌肉痛

伸懒腰后，左侧卧位，将左腿伸直，右腿弯曲置于床缘，双臂水平张开；上身向右侧有节奏地扭转10~20次，在扭转到最大幅度时，最好静止10秒钟；然后换右侧卧位重复做一遍。扭身的动作可以加强腰背肌和颈肌功能，对预防和缓解起床时的腰腿痛、颈背痛是非常有益的。

滚一滚，恢复肌力平衡

仰卧位，将身体蜷缩，双手抱膝，静止10秒钟，接着缓缓上下滚动10~20次。这样可以放松背部肌肉，恢复各部分肌力平衡，减轻腰痛症状。

寒冷的冬季里，赖床5分钟，不失为一个健康的选择，但是长时间的懒床就对身体有害了，这不仅破坏了人体正常的生物钟规律，会导致头昏脑涨、没有精神，对肠胃系统也有害，不利于身体健康。科学赖床，健康身心。

早餐吃好，中餐吃饱，晚餐吃少

　　吃的目的就是把维持人体正常生理功能的食物摄入体内，以满足人体生长发育、益智健脑、抗衰防病的需要。要做到这一点，最重要的是安排好一日三餐。

　　我国素有"早餐吃好，中餐吃饱，晚餐吃少"的说法，这是因为清晨是一天的开始，人们经过一夜的休息后体内食物已被消化吸收完毕，而上午也是思维最活跃、体能消耗最多的时候，整个身体迫切需要补充能量。因此早餐应吃好，多吃些高热量、高蛋白的食物，进食量以全天量的30％为宜。

　　午餐是一日中最主要的一餐，经过半天的"激战"后，体能消耗大，下午还要继续学习和工作，身体需要大量的能量供给，故午餐应吃饱，进食量为全天量的40％～50％为宜。

　　晚餐后人们的活动量大为减少，若吃得太多会给身体带来许多的危害，因此晚餐要少吃，进食量为全天量的20％～30％为宜。

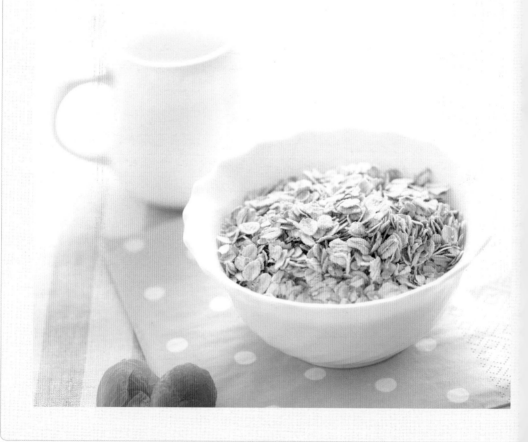

女人别拿生气赌健康

俗话说"笑一笑，十年少；愁一愁，白了头"，如果仅仅是白了头，那么还有染发剂可以应付，问题是发愁生气还会给人体造成多方面的损伤，引发多种疾病。

生气为何会致病

中医认为，人的精神心理活动与肝脏的功能有关。当人受到精神刺激，造成心情不畅、精神抑郁时，会影响肝脏功能的正常发挥。

肝脏有贮藏、调节全身血液的功能，对月经的按时来潮有重要的意义。对妇女来说，肝脏功能正常是保证月经正常的重要条件之一。

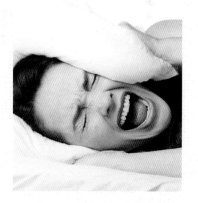

肝脏还能通过调节气机，辅助脾胃消化运输饮食精微，肝气郁结则气机不利、不思饮食。我们都有这样的体会，当遇到令人非常生气的事情时，就会没有食欲，不想吃饭。

肝脏还与精神活动有关，肝气不舒则急躁易怒，情绪激动时就会做出一些不理智的事情。

生气能引发哪些疾病

▲月经不调

有的妇女平素性格内向、抑郁，有了不愉快的事情或有一些想法的时候，不能通过向他人倾诉、与他人沟通来排解，减轻压力。长期的压抑导致肝气郁结、经脉气机不利，经前出现周期性的乳房胀痛、头痛、失眠、情绪波动易激惹等，甚至出现闭经、崩漏或更年期提早到来。更有甚者可因肝气郁结，发生良、恶性肿瘤等严重后果。

▲乳腺疾患

由于肝经循行布两胁，故肝气不舒、气滞血瘀、经脉运行不畅与乳腺增生、乳腺结节甚至乳腺癌的发生有密切的关系。临床可见，中年女性乳房肿块常表现为经前胀痛、经后缓解，伴有心烦急躁、胸胁胀痛、口苦、月经周期不规律、经血量减少、血色暗红等症状。

这些症状及疾病的发生都与人的情绪变化有关，当我们为一些生活中琐碎的事情生气，用别人的错误来惩罚自己时，要想到生气带来的损伤，不仅仅是精神上的，而且会对我们的身体造成伤害甚至导致疾病的发生，那么我们就会"退一步海阔天空"，保持一个健康、快乐的心态，以维护我们的身心健康。

懂得忙里偷闲，中午小睡30分钟

　　睡眠和饮食是养生的两大法宝。说到睡眠，就不能不提午睡。午睡作为日常休整身体的重要途径之一，有着不可替代的作用。中午如果能够适当地进行一个短时间的睡眠，不仅可以缓解一上午的工作疲劳，还可以让人身心愉悦地迎接下午的工作。

　　午觉时间一般要30分钟左右，但不要小瞧了这几十分钟的睡眠，无论是从传统中医，还是从最新的国外研究来看，把它比作最好的"健康充电"法之一，都毫不过分。

　　中医认为，中午11点到下午1点是人体阳气最盛的时候，此时午睡，有调节阴阳平衡的作用，令人变得神清气爽、精力充沛。

降血压

　　美国阿勒格尼学院研究人员的最新研究发现，如果工作压力大使人血压升高，不妨午睡片刻，这样有助于降低血压。

保护心脏

　　希腊的一个研究所报告显示，每周至少3次，每次午睡30分钟，可使因心脏病猝死的风险降低37%；另有资料证明，在有午休习惯的国家和地区，冠心病的发病率要比不午睡的国家低得多。研究人员认为，这可能得益于午休能舒缓心血管系统，并降低人体紧张度。

增强记忆力

　　美国研究人员发现，午睡可以令人的精力和警觉性得到大幅度提高；德国杜塞道夫大学的研究则显示，午睡不但可以消除疲劳，还能增强记忆力。

提高免疫力

　　德国精神病研究所的睡眠专家发现，中午12点是人在白天一个明显的睡眠高峰。这时睡个短觉，可有效刺激体内淋巴细胞，增强免疫细胞活跃性。

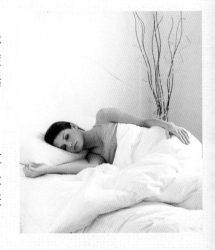

振奋情绪，赶走抑郁

　　美国哈佛大学心理学家发现，午后打盹可改善心情、降低紧张度、缓解压力；美国斯坦福大学医学院的一项研究发现，每天午睡还可有效赶走抑郁情绪。

带脉上经常敲，远离"游泳圈"

现在很多人因为长期久坐，身体得不到运动，就很容易使腰腹部的脂肪堆积，形成"游泳圈"。小腹肥胖是件很让人头痛的事。在现实生活中，不仅仅体重超标的人会有随身携带"救生圈"的烦恼，就连一些明明看上去很苗条的人也会有小肚子凸出"疑似怀孕"的困惑。

造成腹部肥胖的原因有很多，不规律的作息导致内分泌失调，爱吃高热量食品、久坐不运动导致脂肪堆积在腹部，等等。排除掉先天遗传与药物作用的因素，事实上，从中医理论来说，腹部肥胖往往是由人体一条特殊的经脉———带脉堵塞所造成的，因此，想要跟小腹上多余的肉肉说"拜拜"，首先就得让"带脉"变得通畅起来。

带脉其实是人体经脉中的一条，如果简单地理解，带脉部位大致就是平腰脐一周，也就是我们穿裤子时系裤带的地方。"带脉"堵塞了，力量不够强，不能再约束腰部及腹部赘肉的生长。想要让堵塞的"带脉"恢复通畅，跟肚子上的赘肉说"拜拜"，一个行之有效的方法就是经常推敲带脉所在的位置。

传统中医理论认为，经常推敲保养带脉，好处多多

一是有利于脂肪的代谢，减少赘肉的产生，尤其是对于腹部及腰部两侧赘肉的减肥更是有奇效。二是可以增加肠道蠕动，对于便秘的人有很好的通便效果。三是可以让经络气血运行加快，有调经止带及疏肝行滞的作用，可消除诸经在此处的血瘀积热，对于腰部冰凉而常常感觉酸疼、痛经以及预防和治疗妇科疾病都有帮助。除此之外，由于"带脉"上的穴位"带脉"（与经同名也叫"带脉"）、五枢、维道，又全都压在胆经上，所以敲击"带脉"又等同于敲打胆经，能够起到排除体内毒素的作用，经常敲打还可以祛除脸上的痘痘和痘印。

推敲方法

双手轻轻握拳，从背后腰中部开始，向两侧沿着带脉横向敲击，至肚脐为一圈。每晚睡觉前敲击30~50圈，并重点在腰部两侧的"带脉穴"上敲击50~100次，对于恢复带脉的约束能力、减除腰腹部的脂肪，有非常好的作用，坚持一个月左右，就能看到效果。

●注意事项

①敲带脉下手不可太重，微微感觉酸痛即可。
②需要长期坚持。
③无须特意节食、锻炼或者忌口，但是最好养成清淡、健康的饮食习惯。
④妇女月经、怀孕期间应停止敲击。

避免久坐不动

在办公室上班的职员，由于受环境限制会从早坐到晚久坐不动，男士可能会在午饭后活动一下，但大多数女性都是吃饭后又接着坐到下班。而这样的习惯不利于女性自身的健康，除了会影响身材、造成脂肪堆积、形成大屁股之外，还会给女性们带来各种各样的妇科炎症。下面就为大家介绍女人久坐不动的几大危害：

久坐不动，可导致梨形身材

对于久坐的危害，我们首先从爱美的女性入手，先讲讲久坐给身材带来的影响。据研究表明，如果一直保持同一坐姿不变会导致臀部变得又扁又平，臀部肌肉松弛下垂，让整体都失去紧翘感，给人从外观上造成一种屁股变大的感觉，此外腰腹也会增加赘肉，大腿变胖，最后形成了大家常说的梨形身材。

久坐不动，可导致盆腔炎

说完了久坐对身材的影响，下面我们要说到重点了，那就是对女性私密处的影响。久坐不动会对盆腔造成不小的伤害。女性久坐，可能会使盆腔静脉回流受阻，瘀血过多而导致盆腔炎。盆腔炎是指女性盆腔生殖器官、子宫周围的结缔组织及盆腔腹膜的炎症。炎症可局限于一个部位，也可同时累及几个部位，最常见的是输卵管炎、输卵管卵巢炎。盆腔炎患者易感疲乏，慢性炎症形成的瘢痕粘连以及盆腔充血，可引起下腹部坠胀、疼痛及腰骶部酸痛，并常在劳累、月经周期前后加剧。

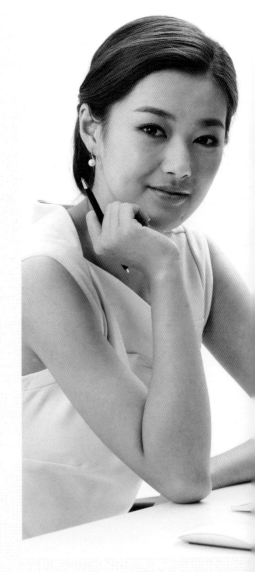

久坐不动，可导致附件炎、宫颈炎

另外，久坐除了会让女性患上盆腔炎之外，还会导致附件炎、宫颈炎。由于长时间地久坐，导致血液循环不通畅，体内静脉回流受阻，而盆腔内由于特殊的解剖结构使得静脉血液回流受阻，影响子宫附件毒素的排出，长期积累很容易引发附件炎。患有附件炎的女性常有程度不同的腹痛、小腹坠胀和牵扯感，时轻时重，并伴有白带增多、腰痛、月经失调等症状。而且久坐不动会令女性阴部透气不好，导致盆腔充血，从而导致宫颈炎。

久坐的人跷二郎腿，可引起腰痛、阴道炎、痛经加重

女性跷二郎腿可能会引起外阴炎或者阴道炎。久跷二郎腿，容易造成盆腔内气血循环不畅，引起附件发炎，如果病原体经生殖道上行感染并扩散，有可能影响整个盆腔。另外，有痛经史者，久跷二郎腿还可能加重痛经。

专家介绍，腰痛是久坐的上班族女性中最常见的一种疾病。有些女性她们上班时喜欢跷"二郎腿"，这极易引起脊柱变形，有的则会导致腰椎间盘突出，形成慢性腰背痛。

"上得了厅堂，下得了厨房，写得了代码，查得出异常。"这是此前网上流行甚火的新时代女性标准。虽然只是一句调侃，但是也可以看出，现代的女性虽然地位上有所提高，但是比过去要承担更多的工作和责任，健康状况比起过去也是大打折扣。久坐不动对女性危害很大，所以，女性上班族在办公时间最好每隔一个小时站起来走动一下，呼吸一下新鲜空气，这样也利于身体健康。

经期洗头需立即吹干

对于"月经期间是否可以洗头"的问题，老一辈的人都会给予否定回答。也有人调查认为，多数宫颈癌患者在经期有洗头的习惯，并表示月经期间洗头，不是冷不冷的问题，而是这种做法会导致子宫收缩不完全，应该排出的污血未排净，而残留在子宫之内，日积月累，使体内激素分泌不平衡而致癌。

女性经期洗头真的会致癌吗？

女性经期洗头是否真的会致癌呢？对此，医学界有人士指出，月经情况与激素分泌之间的关系是，激素影响月经到来，但月经情况不会影响身体激素的分泌状况。

另外，如果月经期间因为不良生活饮食习惯，或者前文所说的经期洗头等，对经血排出造成影响，导致瘀血停留子宫内时，长时间下来是会造成身体病变的，但不一定属于细胞癌变情况。

而且，经血并不是污血，而是人体正常的血液。经血也不会"残留"，因为经血一旦产生，便会从宫颈口进入阴道，随后排出体外。另外，影响子宫收缩的因素大多数与内分泌有关，经期分泌的前列腺素、血栓素等都能促使子宫收缩止血。促进经血排出当然也是子宫收缩的结果之一，但如果真的有什么原因引起"子宫收缩不完全"，那后果将是经血哗哗流不停，而非"残留"在里面。

经期洗头有哪些危害？

既然经期洗头的危害没有那么大，是不是就可以在月经期内无条件洗头了呢？其实不然，虽然经期洗头没有特别大的危害，但依然会对生理期的女性造成一定的影响。

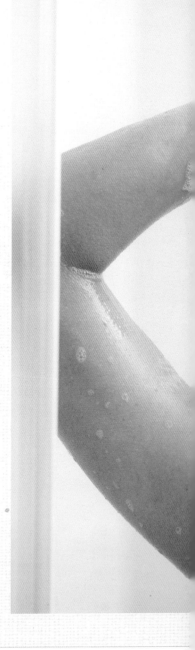

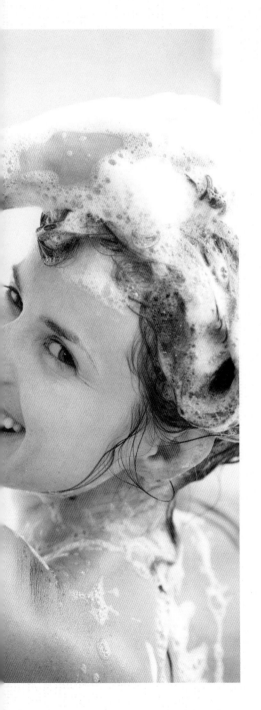

痛经

中医认为头为六阳之首，子宫为任脉的起点，生理期间，血液循环本来就比较差，洗头会让血液集中至头部，影响子宫血液循环，使子宫内的血液无法顺利排出，容易造成经血量减少或痛经。

头痛

由于发根上的毛孔张开，这时如果受了风寒，就容易导致头痛，尤其是在夜晚或睡前洗头。夜晚为阴，头为六阳之首，阴阳相悖的情况下，头痛的情形会更加严重，若是头发未完全干就马上就寝，在身体抵抗力及代谢力低的情况下，各种毛病绝对会找上门。

经期洗头的注意事项

大多数女性都比较注重自己的形象，而经期对女性来说又是很脆弱的一个时期，如果必须要洗头的话，就要谨记经期洗头的注意事项，切忌盲目。

①最好不要在月经来的前两天洗头，这时女性身体抵抗力非常低下。

②如果一定要洗头，可以选择在月经期的第三天白天洗头。

③洗头的时间不要过长。

④洗完之后一定要马上把头发吹干，头发干了之后才可以戴帽子或者上床睡觉，否则很容易出现头痛的症状。

每晚泡泡脚，解乏又安眠

　　热水泡脚就是足浴，属于中医足疗法之一，也是一种常用的外治法。用热水泡泡脚，既解乏，又利于睡眠。同时，在水中加点中药，还可以起到保健作用。热水泡脚可以改善局部血液循环、驱除寒冷、促进代谢，最终达到养生保健的目的。用合适的中药泡脚对治疗脚气也有一定的作用。

如何正确泡脚？

要选对泡脚桶

　　既然是泡脚，就要体现出一个"泡"字来。"泡"在这里体现的是，水要够多，温度要够高，时间要够长。不能随便拿一个盆放点水，那样是起不到养生作用的，最多也就是洗脚，而不是泡脚。

　　正确的选择是，买一个比较深的木桶，要能把小腿整个放进去的那种。为什么要选择木桶呢？一是比较容易保温，二是贴近自然。

要选择加热设备

　　市场上卖的泡脚桶，没有加温设备，这样，我们在泡脚的时候，有时感觉水凉了，不得不往里加热水，所以泡脚前我们可以先准备一两个热水瓶，灌满热水备用。

如何确认泡脚效果

　　怎样才算是泡好脚了呢？那就是感觉后背有点潮，或者额头有汗渗出就可以了。注意，千万不要出大汗，因为汗为心之液，出汗太多会伤心。出微汗说明身体经络已上下贯通，这也是证明经络是否通畅的一个办法。

晚上哪个时间泡脚最补肾

　　泡脚最佳的时间是每晚7～9时，这是肾经气血最弱的时辰，此时泡脚、按摩能改善全身血液循环，达到滋养肝肾的目的。

泡脚的时间多久为宜

　　泡脚时间不宜过长，以15～30分钟为宜。这是因为在泡脚过程中，由于人体血液循环加快，心率也比平时快，时间过长则容易增加心脏负担。

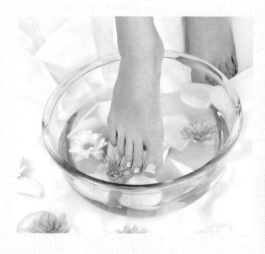

5个常用的足浴方

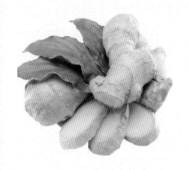

生姜

生姜辛温解表，祛寒温脾，尤其适合手脚冰凉的人使用。取30克生姜，清洗干净之后，用刀背拍打几下，放入锅中，加入半锅的清水，盖上盖子煮10～15分钟，让生姜的味道充分地散发出来。

煮好的生姜水倒入泡脚桶中，加入适量的清水，调至40℃左右，以皮肤感觉舒适为宜。泡脚水宜浸泡过脚踝为佳，边浸泡边搓揉双脚，养生效果更好。

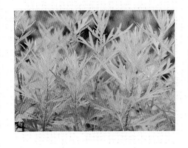

艾草

艾草性温、味苦、无毒，有回阳、理气血、逐湿寒、止血安胎的功效。艾草泡脚方法与生姜泡脚方法大致相同，一般取30克左右的干艾草，加水煮开，加入温水，浸泡即可。身寒湿重的人，每周可以用艾草泡脚一次，同时喝一杯生姜红枣水，效果更好。

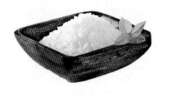

盐

直接往泡脚水中加入两勺的普通食盐，溶化之后泡脚即可。盐水有消毒杀菌的作用，盐水泡脚可以有效地预防脚气，同时可以软化角质，清除脚上的老旧角质，逐渐地改善双脚粗糙厚重的质感。

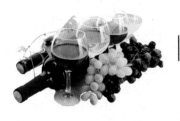

酒

酒精对皮肤有一定的刺激作用，可以让微血管扩张，促进血液的循环。在泡脚水中加入适量的米酒或者其他酒类，可以进一步加强身体血液循环，行气活血，更有益于身体健康。同时酒精有一定的消毒杀菌作用，可有效去除脚臭。

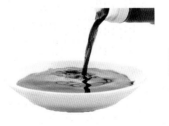

醋

食醋有很强的杀菌作用，泡脚水中加入食醋可有效治疗脚气问题。同时食醋对皮肤有刺激作用，可以促使血管扩张，食醋中的营养成分渗入皮肤中，通过血液循环清除血液中的废物，对于一些慢性疾病有很好的预防作用。

不跷二郎腿

生活中为了放松和舒适，不管男性还是女性都会有跷二郎腿的习惯。可是你知道吗，跷二郎腿对女性的危害却不小，不仅影响形象，影响女性的腰椎、腿部等部位的健康，对女性阴道健康的危害更大。怎么回事呢？下面，我们就来为大家揭开其中的秘密。

跷二郎腿易引起阴道炎、加重痛经

女性跷二郎腿也会导致局部温度升高，这样在会阴处形成温暖潮湿的环境，可引起致病菌大量繁殖，从而引起外阴炎或者阴道炎。久跷二郎腿，容易造成盆腔内气血循环不畅，引起附件发炎，如果病原体经生殖道上行感染并扩散，有可能影响整个盆腔。另外，有痛经史者，久跷二郎腿还可能加重痛经。

导致脊椎出现变形

正常的脊椎是直的，从侧面上看呈现S形，那么长期跷二郎腿会让脊椎形成C字形，脊椎严重受到压迫，在受力不均匀的情况下，就会出现变形的现象，严重的话还会出现腰椎间盘突出症。跷二郎腿虽然不会马上让你的身体出现一些疾病，但是长期这样下去，到老年时期，很多症状就会出现，例如骨关节炎等。

引发大脑和心脏供血不足

腿部长时间处于跷二郎腿的状态，会让血液上下流通不顺畅，血液循环过慢就会引发大脑和心脏供血不足，让身体容易出现高血压、心脏病等疾病。

跷二郎腿致腰痛

专家介绍，腰痛是久坐的上班族女性中最常见的一种疾病。由于她们上班时喜欢跷二郎腿，极易造成腰椎与胸椎压力分布不均，引起脊柱变形，有的则会导致腰椎间盘突出，形成慢性腰背痛。有专家认为，经常跷二郎腿，还是加重颈椎病、腰肌劳损的重要原因之一。同时专家特别提醒，办公室女白领久坐应注意坐姿，跷二郎腿可以带来很多相关疾病。

上面的这些危害虽然不会在短时间表现出来，但是长期采用跷二郎腿姿势的女性，待年龄稍大、身体的免疫力下降之后，各类疾病就慢慢表现出来了。衰老是长年累月的劳损，健康的身体也需要长年累月的保养。

PART

3

膳食内调，调经养颜气色佳

高纤维食品有助于经期调理，这类食物能润肠通便、排毒、改善便秘，而经期便秘也有可能引起痛经。此外，纤维素丰富的食物可以促进雌激素分泌，可增加血液中的镁含量，改善月经不调的情况，还可维持稳定情绪。

调经饮食宜与忌

宜膳食均衡

经期一般排出50~80毫升的血液，月经过多或是崩漏的女性流失的血液更多，会造成血红蛋白和铁元素等流失，通过适当补充含优质蛋白和铁的食品，补充经期中人体流失掉的养分，如肉类、豆制品、菠菜等。但注意定时适量，勿暴饮暴食。

宜饮食清淡

月经不调的女性饮食以清淡为好，特别是经期中要注意清淡饮食，有助于消化和吸收。尤其是月经来潮前不要吃过咸的食物。食用盐分过多，容易造成体内盐分和水分急剧增加，对肾脏和血管不利，加重月经来潮初期出现的头痛、易怒、水肿等症状。

宜饮食温热

中医认为"血得热则行"，为了使经血排出通畅，月经期间，饮食宜烧热煮熟食用。经期间多吃一些温补食品，如花生、核桃、红糖水；冬季可以适当多吃一些羊肉、鸡肉、桂圆肉等，但月经过多者要慎食这些温补食物。

宜高纤维食物

高纤维食品有助于经期调理，这类食物能润肠通便、排毒、改善便秘。而经期便秘也有可能引起痛经。此外，纤维素丰富的食物可以促进雌激素分泌，可增加血液中的镁含量，改善月经不调的情况，还可维持稳定情绪。

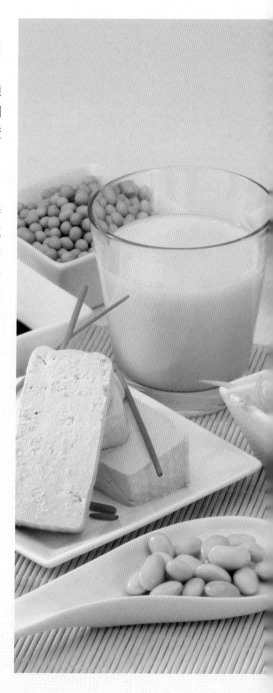

忌酸辣食物

中医认为酸涩主滞，因此为了保持经行通畅，不宜过多食用酸性食物；刺激性大的辛辣食物最好不要吃，这类食物会刺激血管扩张，易导致经血过多或痛经。

忌生冷食物

月经期间如饮食生冷，有碍消化并能导致内寒产生；内寒导致凝滞，可使经血运行不畅，造成经血过少，甚至是痛经。即使是酷暑的盛夏季节，经期也不宜食用冰冷食物。一些性偏寒凉的食物，也应该避免在经期食用，如雪糕、冬瓜、西瓜、螃蟹、田螺等。

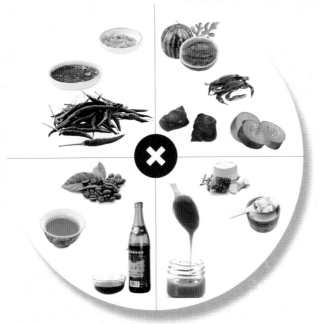

忌浓茶、咖啡、酒、汽水

浓茶和咖啡中有大量的咖啡因，对神经和心血管的刺激很大，易加重痛经和经血量；同时咖啡因、酒会消耗体内储存的B族维生素，破坏糖类的新陈代谢。浓茶所含鞣质和汽水含的碳酸盐，能妨碍肠黏膜对铁离子的吸收。

忌过量食用甜食

摄入过多的甜食，会出现血糖不稳定的情况，比如头晕、疲劳、情绪不稳定等，还会加重经期的症状。

菠菜

性味	性凉，味甘
归经	归胃、大肠经

补血排毒养颜样样行

菠菜富含类胡萝卜素、铁质，有补血的作用；含有大量的植物粗纤维，可起到促进肠道蠕动的作用，利于排便，帮助消化；含有能促进人体新陈代谢物质，可延缓衰老。

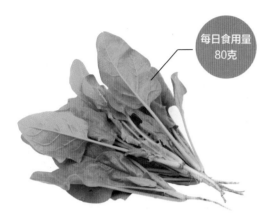

每日食用量
80克

调经搭配

菠菜 + 猪血	猪血含有丰富的蛋白质和铁质，具有生血功能，和菠菜搭配，对补血、明目、润燥有好处。
菠菜 + 腐竹	菠菜有补血的功效；腐竹含有对血管有保护作用的营养物质磷脂。二者同食对补血调经养颜有很大好处。

双菇玉米菠菜汤

原料

香菇100克，金针菇80克，菠菜50克，玉米段60克，姜片少许

调料

盐2克，鸡粉3克

做法

1 锅中注水烧开，放入洗净切块的香菇、玉米段和姜片，拌匀。

2 煮约15分钟至食材断生。

3 倒入洗净的菠菜和金针菇，拌匀。

4 加入盐、鸡粉，拌匀调味。

5 用中火煮约2分钟至食材熟透即可。

营养分析

香菇水提取物对体内的过氧化氢有一定的消除作用，能起到一定延缓衰老的作用。

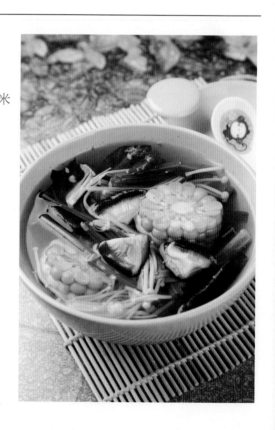

芹菜

性味	性凉，味甘、辛
归经	归肝、胆、心包经

养血还要"芹"排毒

芹菜具有清热除烦、凉血补血、润肺止咳、平肝降压的功效，用于治疗高血压、妇女月经不调、赤白带下等病症。芹菜含铁量较高，有助血液新生，有养血补虚之功，还能排除体内的毒素，有效延缓皮肤衰老。

每日食用量
100克

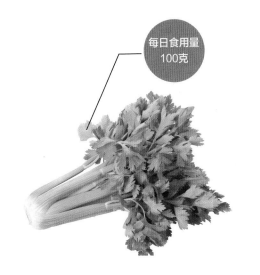

调经搭配

芹菜+花生仁	花生仁可以补充芹菜欠缺的脂肪；芹菜富含的膳食纤维，又能抑制摄入过量油脂，避免加重肠胃负担。
芹菜+百合	百合具有很好的养阴、清心、安神的功效，和芹菜搭配食用，既能补血调经，还能调养心神。

芹菜胡萝卜拌腐竹

原料
芹菜200克，胡萝卜150克，腐竹100克，蒜、红椒各适量

调料
食用油、盐、醋、鲍鱼汁各适量

做法
1 将洗干净的芹菜、胡萝卜和泡发好的腐竹切好。
2 将芹菜、胡萝卜、腐竹焯水后放在盘中。
3 将蒜、红椒加入油锅中爆香。
4 将以上食材混合，同时加入适量鲍鱼汁、盐、醋等搅拌均匀后即可食用。

营养分析
胡萝卜富含类胡萝卜素，有明目作用；腐竹富含易被人体吸收的蛋白质，补益身体而不油腻。

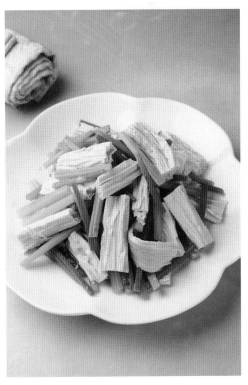

西蓝花

性味 性平，味甘
归经 归脾、胃、肾经

蔬菜中的补精强身佳品

西蓝花比同属的蔬菜，具有营养价值高、补益效果好的特点。其所含的丰富的维生素C能增强肝脏的解毒能力，提高机体的免疫力，改善月经不调女性容易出现的免疫能力下降等情况；其丰富的钙和维生素K，能强身健骨。

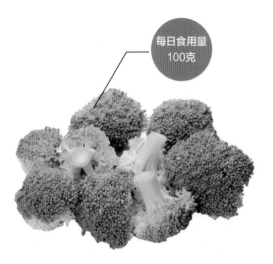

每日食用量
100克

调经搭配

西蓝花 + 蛤蜊 	蛤蜊低热能、高蛋白，还能滋阴生津，和西蓝花搭配滋阴补肾，尤其适合经常盗汗、手足心热的女性食用。
西蓝花 + 牛肉	牛肉和西蓝花一同食用，能更好地发挥补肾强骨的作用，有助于缓解月经不调期间出现腰膝酸软的情况。

西蓝花玉米浓汤

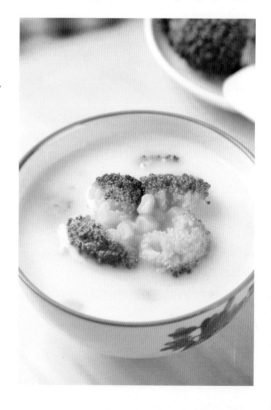

原料
玉米100克，西蓝花100克，牛奶150毫升，淀粉10克

调料
盐1克，胡椒粉2克，黄油适量

做法
1. 玉米用刀削成粒，西蓝花切成小块。
2. 锅置火上，倒入黄油，煮至溶化。
3. 放入淀粉、牛奶拌匀，注入适量清水。
4. 加入玉米粒后，再用大火稍煮2分钟至熟透，加入盐、胡椒粉，拌匀调味。
5. 倒入切好的西蓝花，煮至熟软即可。

【营养分析】
玉米具有清湿热、调中开胃、益肺宁心的作用，和西蓝花一同食用，清热排毒安心神。

莲藕

性味	性凉，味辛、甘
归经	归肺、胃经

双向全面调经

莲藕富含铁、钙等微量元素，而且其中的植物蛋白质、维生素以及淀粉含量也很丰富，可以补益气血；莲藕中富含的单宁酸有收缩血管作用，可用来止血，还能散瘀血，中医认为其止血而不留瘀，是月经不调的食疗佳品。

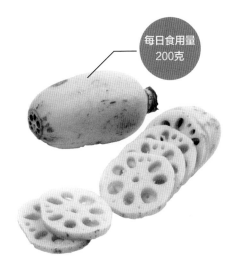

每日食用量
200克

调经搭配

莲藕 + 红枣	莲藕和红枣搭配，补而不燥、润而不腻、香浓可口，具有补中益气、养血健骨、滋润肌肤的功效。
莲藕 + 糯米	糯米能补中益气、补血、健脾养胃，和莲藕搭配，不仅能发挥养脾调经的功效，还可缓解月经不调出虚汗的症状。

莲藕炒秋葵

原料

去皮莲藕250克，去皮胡萝卜150克，秋葵50克，红彩椒10克

调料

盐2克，鸡粉1克，食用油5毫升

做法

❶ 胡萝卜、莲藕、红彩椒、秋葵分别切片。

❷ 锅中注水烧开，加入少许食用油、盐，倒入胡萝卜、莲藕、红彩椒、秋葵，拌匀。

❸ 煮约2分钟至食材断生，捞出。

❹ 用油起锅，倒入煮好的食材，炒匀。

❺ 加入盐、鸡粉，炒匀入味，装盘即可。

【营养分析】

秋葵中富含的锌和硒等微量元素，对增强人体防癌抗癌能力很有帮助。

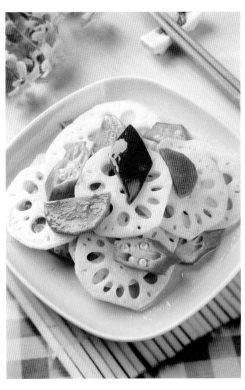

茄子

性味	性凉，味甘
归经	归脾、胃、大肠经

紫色外衣下的调经秘密

茄子紫色的外皮中含有维生素E，有防止出血和抗衰老功能，还含有丰富的维生素P，能增强毛细血管的弹性，降低毛细血管的脆性及渗透性，防止微血管破裂出血，调节体内的血液微循环。

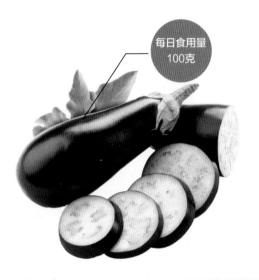

每日食用量
100克

调经搭配

茄子 + 苦瓜	苦瓜有解除疲劳、清热除烦、延缓衰老作用。与茄子搭配食用，适合血热型月经不调患者食用。
茄子 + 猪肉	猪肉具有补虚强身、滋阴润燥、丰肌泽肤的作用。茄子与猪肉同食，可补血，稳定血压。

黑椒豆腐茄子煲

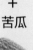

原料

茄子160克，日本豆腐200克，蒜片、枸杞各少许

调料

盐、黑胡椒粉各2克，鸡粉3克，生抽3毫升，水淀粉、食用油各适量

做法

❶ 洗好的茄子切成段，日本豆腐切成块。

❷ 油炸茄子至微黄色后捞出，装盘待用。

❸ 蒜片爆香，倒入清水、盐、生抽、鸡粉、黑胡椒粉、茄子、日本豆腐，煮10分钟。

❹ 加入水淀粉，炒匀后盛入砂锅中，置于火上，小火焖10分钟后放入枸杞即可。

营养分析

豆腐中富含类黄酮，多吃豆腐可以很好地补充更年期妇女下降的雌激素。

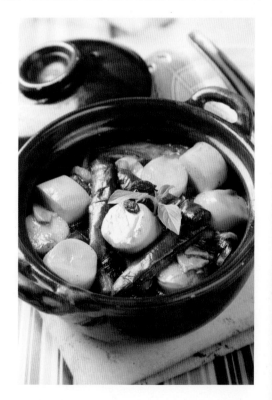

香菇

性味 性平，味甘
归经 归脾、胃经

美颜、和中、调经

香菇具有丰富的营养物质，其中的香菇多糖可提高人体的免疫力；香菇的水提取物对体内的过氧化氢有一定的消除作用，起到一定延缓衰老的作用。

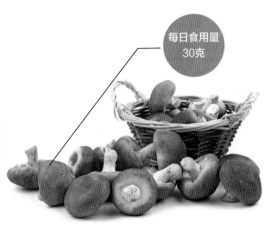

每日食用量
30克

调经搭配

香菇 + 冬笋	冬笋具有清热化痰、益气和胃、助消化、去食积、防便秘等功效，和香菇搭配食用，可增强解毒美颜的效果。
香菇 + 花生	花生有丰富的营养价值，和香菇搭配可增强补益作用，尤其适合体质虚寒型的月经不调的女性。

蒸香菇西蓝花

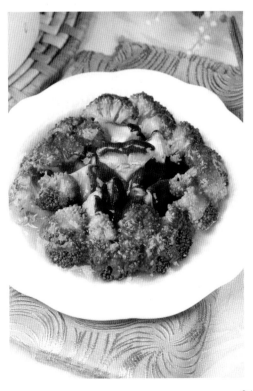

原料

香菇100克，西蓝花100克

调料

盐2克，鸡粉2克，蚝油5克，水淀粉10毫升

做法

❶ 取盘子，将西蓝花沿盘边摆好，再将切好的香菇摆在西蓝花中间。

❷ 用电蒸锅蒸8分钟至西蓝花、香菇熟透。

❸ 锅中注入少许清水烧开，加入盐、鸡粉、蚝油、水淀粉，搅拌均匀调成汤汁。

❹ 将汤汁浇在西蓝花和香菇上即可。

营养分析

西蓝花营养丰富，经常食用能有效防癌抗癌，还有杀菌和防止感染的功效。

银耳

性味 性平，味甘

归经 归肺、胃、肾经

美容嫩肤莫放过

银耳的营养价值很高，是滋补佳品，且补而不腻，富有的天然植物性胶质，对皮肤有良好保护作用；其中所含的膳食纤维可助胃肠蠕动，减少脂肪吸收，从而达到减肥的效果。银耳常被用于治肺热咳嗽、妇女月经不调等病。

每日食用量
15克

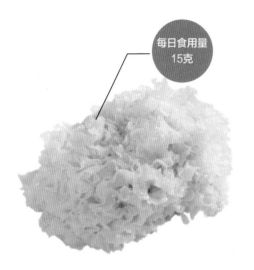

调经搭配

银耳 + 枸杞	枸杞能补肝肾、明目，和银耳共食，其补肝肾、益精血的效果更好。
银耳 + 冰糖	冰糖能养阴生津、和胃润肺，与银耳搭配，清甜补益。

白果杏仁银耳羹

原料

杏仁30克，水发银耳250克，白果10粒

调料

白糖20克

做法

❶ 砂锅中注水烧开，倒入银耳，拌匀，加盖，用大火煮开后转小火续煮40分钟。

❷ 放入杏仁、白果，拌匀，盖上盖，续煮20分钟至食材熟软。

❸ 揭盖，倒入白糖，拌匀至白糖溶化。

❹ 关火后盛出煮好的甜汤，装碗即可。

营养分析

白果含有蛋白质、维生素C、维生素B_2、胡萝卜素等成分，具有益肺气、平皱纹等作用。

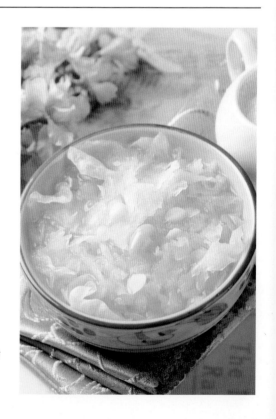

黑木耳

性味 性平，味甘
归经 归肺、胃、肝经

女性的素食黑珍珠

黑木耳能养血驻颜、润泽皮肤毛发，可加速脂肪在体内完全消耗，带动体内脂肪运动，还可促进脂肪排泄，有利于减肥。此外，黑木耳具有良好的抗衰老、提高免疫力作用，能多方面调理身体，从而调理月经。

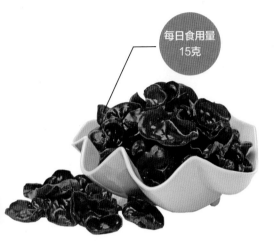

每日食用量
15克

调经搭配

黑木耳 + 银耳	黑木耳、银耳搭配食用，营养素互相补充，能滋阴润肺、补肾健脑、调经养颜。

黑木耳 + 黄瓜	黄瓜具有清热、解渴、利水的功效，和黑木耳搭配食用，不仅有清爽的口感，而且有补益排毒的功效。

乌醋花生黑木耳

原料
水发黑木耳150克，去皮胡萝卜80克，油炸花生米100克，朝天椒1个，葱花8克

调料
生抽3毫升，乌醋5毫升

做法

❶ 洗净的胡萝卜切丝，洗净的黑木耳切块。

❷ 锅中注入适量清水烧开，倒入胡萝卜丝、黑木耳，煮至断生后捞出。

❸ 将断生的食材放入凉水中，凉透后捞出。

❹ 加入花生米、切碎的朝天椒，倒入生抽、乌醋拌匀装盘，撒上葱花即可。

（营养分析）

乌醋具有促进人体新陈代谢的功效，和黑木耳搭配，具有很好的排毒养颜作用。

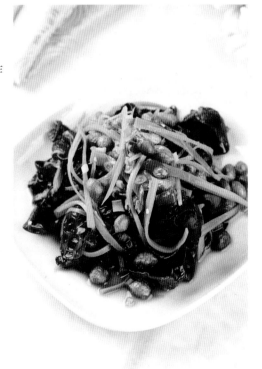

草莓

性味 性凉，味甘、酸
归经 归肺、脾经

美容排毒好东西

草莓含糖量高达6%～10%，并含有多种果酸、维生素及矿物质等，可增强皮肤弹性，具有增白、滋润、保湿的功效。此外，草莓还含有大量果胶及纤维素，可改善便秘及月经不调出现的容颜晦暗、皮肤干燥等症状。

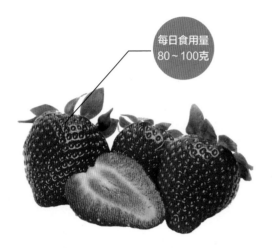

每日食用量
80～100克

调经搭配

草莓 + 牛奶	草莓搭配牛奶食用有利于吸收维生素B$_{12}$。维生素B$_{12}$有预防贫血、消除烦躁不安等作用。
草莓 + 黄桃	黄桃含丰富的硒、锌等营养物质，有很好的增强免疫力作用，与草莓一同食用，可口又美味，还能增强体质。

草莓桑葚奶昔

原料
草莓65克，桑葚40克，酸奶120毫升，冰块适量

做法
❶ 洗净的草莓切小瓣；洗好的桑葚对半切开。冰块敲碎，备用。
❷ 将酸奶装入碗中，倒入大部分的桑葚、草莓。用勺搅拌后倒入碎冰块。
❸ 将拌好的奶昔装入杯中，点缀上剩余的草莓、桑葚即可。

【营养分析】
桑葚有改善皮肤血液供应、营养肌肤、使皮肤白嫩及乌发等作用，并能延缓衰老。

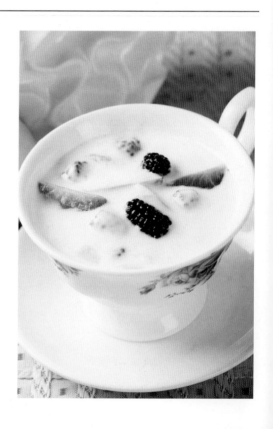

葡萄

性味	性平，味甘、酸
归经	归肺、脾、肾经

藤上的滋补精华

葡萄可补益和兴奋大脑神经，对治疗神经衰弱有一定效果。葡萄籽中含有的前花青素，具有较强的抗酸化和抗氧化作用，能在自由基伤害细胞前将它除去，从而达到紧致肌肤、延缓衰老的作用。

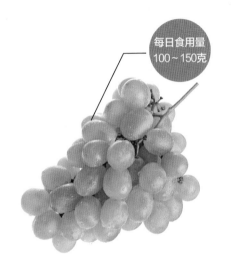

每日食用量
100～150克

调经搭配

葡萄 + 莲子	莲子具有健脾胃、清心养神的功效，和有滋补功效的葡萄搭配，可以滋补调养、安心神。
葡萄 + 苹果	苹果健脾胃、益气养心神，和葡萄一起榨汁食用，有补益调养之效，还有抗氧化、美容的功效。

葡萄苹果沙拉

原料
葡萄80克，去皮苹果150克，圣女果40克，酸奶50克

做法
1. 洗净的圣女果对半切开。
2. 洗好的葡萄摘取下来。
3. 苹果切开去籽，切成丁。
4. 取一盘，摆放上圣女果、葡萄、苹果，浇上酸奶即可。

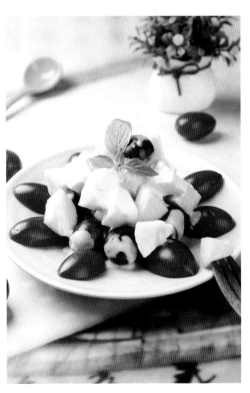

营养分析
圣女果具有生津止渴、清热解毒、凉血平肝和增进食欲的功效，可治口渴、食欲不振。

苹果

性味	性凉，味甘、酸
归经	归肺、脾经

着实保女性平安

苹果中所含的营养成分可溶性大，易被人体吸收，故有"活水"之称，并且有利于溶解硫元素，使皮肤润滑柔嫩。苹果含有多酚及黄酮类天然化学抗氧化物质，有助抗衰老；其中富含锌元素，有提神醒脑的作用。

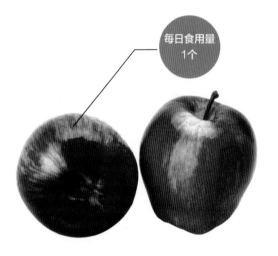

每日食用量
1个

调经搭配

苹果 + 绿茶	绿茶具有醒脑提神、解乏的作用，和苹果搭配，可改善月经不调出现的神疲力乏、精神涣散的症状。
苹果 + 猪肉	苹果的果香可增进食欲，促进人体对猪肉所含的营养物质的吸收，还可减少肉类胆固醇的吸收。

苹果红枣鲫鱼汤

原料
鲫鱼500克，苹果200克，红枣20克

调料
盐3克，胡椒粉2克，水淀粉、料酒、食用油各适量

做法
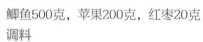

❶ 洗净的苹果去皮、去核，切成块。

❷ 用适量盐、料酒腌渍鲫鱼10分钟。

❸ 用油起锅，鱼煎2分钟至鱼身表面呈金黄色。

❹ 注入适量清水，倒入红枣、苹果，大火煮开，加入盐，中火续煮5分钟。

❺ 揭盖，加入胡椒粉、水淀粉，拌匀即可。

【营养分析】
鲫鱼益气补血、利水消肿，和红枣、苹果搭配，不仅补血调经，还能利水消肿。

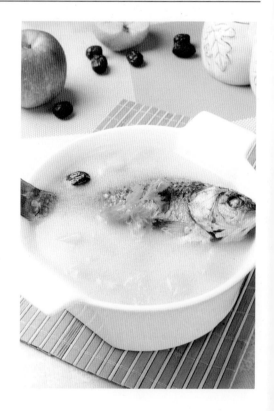

樱桃

性味	性温，味甘
归经	归胃、脾经

果中补铁女王

樱桃的含铁量特别高，常食樱桃可补充人体对铁元素的需求，促进血红蛋白再生，既可防治缺铁性贫血，也可补血，使皮肤红润嫩白，还可增强体质、健脑益智。

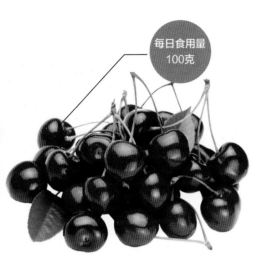

每日食用量
100克

调经搭配

樱桃 + 梨	樱桃性温，多吃容易上火，梨性寒，两者搭配可缓和各自的性状，达到补而不燥、清热除烦的效果。
樱桃 + 橙子	橙子和樱桃搭配在一起，营养全面，其生津止渴、开胃下气的作用强。橙子的香气还有助于缓解月经不调女性紧张的情绪。

红酒腌樱桃

原料
红酒50毫升，樱桃20克

调料
白糖适量

做法

❶ 洗好的樱桃去核。

❷ 锅中注入适量清水，加入红酒、樱桃，拌匀。

❸ 放入白糖，拌匀，略煮片刻至食材入味。

❹ 关火后盛出煮好的食材，装入碗中即可。

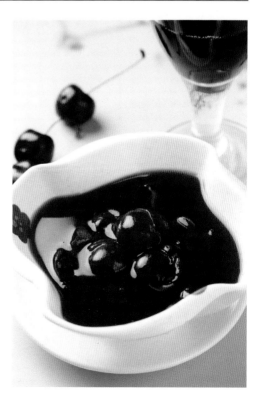

营养分析

红酒有养颜、抗衰老等功效，和补血的樱桃同食，能收到很好的效果。

小米

性味 性凉，味甘、咸
归经 归脾、肾经

滋补健胃安神

小米中富含人体必需的氨基酸，是体弱多病者的滋补保健佳品。小米含有大量的糖类，能有效缓解精神压力、紧张、乏力等。

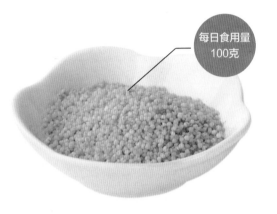

每日食用量
100克

调经搭配

小米 + 红糖	红糖益气补血，小米健脾胃、补虚损，两者搭配可补益气血。
小米 + 猪肉	小米中赖氨酸的含量低，和肉类搭配，可补充人体所需的氨基酸。

南瓜小米粥

原料
南瓜150克，小米100克

调料
白糖适量

做法
❶ 南瓜去皮，切成块，再改切成小丁。
❷ 砂锅中注入适量清水烧热，放入小米搅拌均匀。
❸ 盖上盖，烧开后用小火煮约20分钟。
❹ 揭开盖，加入切好的南瓜丁。
❺ 盖上盖，再煮10分钟。
❻ 加入白糖，慢慢搅拌均匀即可。

营养分析
南瓜可以保护胃肠道黏膜，加强胃肠蠕动，帮助食物消化，非常适宜胃病患者食用。

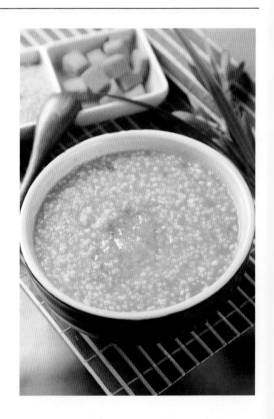

紫米

性味 性温，味甘

归经 归脾、胃、肺经

流传在宫廷的滋补佳品

紫米含丰富铁质，具有补血、益气、暖身的功效。紫米的外壳比一般糯米多了花青素，是优质抗氧化剂的来源，因此具有延缓衰老的功效。其中含有丰富的膳食纤维，可以促进肠胃的蠕动、防止便秘。

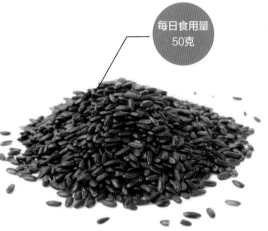

每日食用量
50克

调经搭配

紫米 + 红枣	红枣具有很好的补血作用，与紫米搭配，增强补血养脾胃的功效。
紫米 + 山楂	山楂助消化，可以减轻紫米对胃的负担。山楂还具有活血功效，与紫米搭配，可达到补血活血的效果。

紫米桂花粥

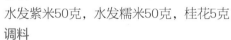

原料

水发紫米50克，水发糯米50克，桂花5克

调料

红糖20克

做法

❶ 砂锅中注入适量清水，倒入紫米、糯米，拌匀。

❷ 加盖，先大火煮开，再转小火煮40分钟至食材熟软。

❸ 揭盖，倒入桂花、红糖，拌匀。

❹ 关火，将煮好的粥盛出，装碗即可。

营养分析

紫米、糯米均具有和脾胃、生气血的功效，加入红糖，效果更佳。

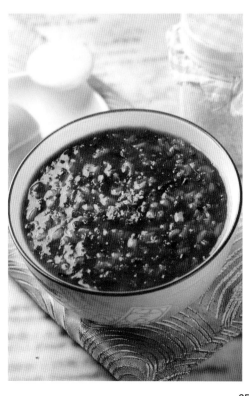

花生

性味	性平，味甘
归经	归脾、肺经

止血补益地下宝

花生中含有多种维生素，营养价值高，有补益作用，并含有使凝血时间缩短的物质，能对抗纤维蛋白的溶解，有促进骨髓制造血小板的功能，对多种出血性疾病有止血的作用，可辅助改善月经过多和崩漏的症状。

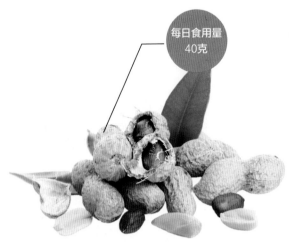

每日食用量
40克

调经搭配

花生 + 鸡爪 	两者合用具有养血催乳、活血止血、强筋健骨的功效。
花生 + 芝麻	芝麻补肾益精，和花生一起食用，香气浓郁，可补益调经、抗衰老。

椰奶花生汤

原料

花生100克，去皮芋头150克，牛奶200毫升，椰奶150毫升

调料

白糖30克

做法

❶ 将洗净的芋头切成块。

❷ 锅中注入适量清水烧开，倒入花生、芋头，大火煮开后，转小火焖40分钟。

❸ 揭盖，倒入牛奶、椰奶，盖上盖，用大火煮开。

❹ 揭盖，加入白糖，搅拌至溶化即可。

营养分析

芋头可开胃生津、补气益肾，与花生、牛奶、椰奶同食，可补虚益气、滋润皮肤。

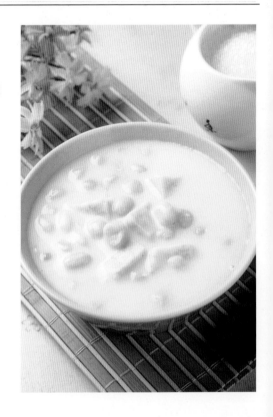

红豆

性味	性平，味甘、酸
归经	归心、小肠经

通利养颜的心之谷

红豆中所含的丰富的铁质能补益气血，使人气色红润，且有较多的皂角苷，因此有良好的利尿作用；其富含的膳食纤维，具有良好的润肠通便功效。红豆富含叶酸，适量食用，对准备怀孕的女性或是产妇均有益处。

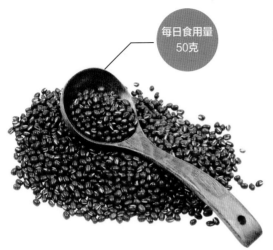

每日食用量
50克

调经搭配

红豆 + 莲子	红豆能补益通利，莲子具有养脾胃安神的功效，两者搭配可很好地缓解月经不调带来的食欲下降、心烦等症状。
红豆 + 小米	红豆所含的蛋白质中赖氨酸含量较高，而小米中赖氨酸的含量低，两者搭配互补，其补益作用也增强了。

红豆黑米粥

原料
水发黑米100克，水发红豆50克
调料
冰糖20克

做法
1. 砂锅中注入适量清水烧开。
2. 倒入洗净的红豆和黑米，搅散，拌匀。
3. 盖上盖，烧开后转小火煮约65分钟，至食材熟软。
4. 揭盖，加入少许冰糖，搅拌匀，用中火煮至溶化，即可关火盛出装碗。

营养分析
黑米有改善缺铁性贫血、减轻血管脆性、抑制癌细胞生长、养颜等功效。

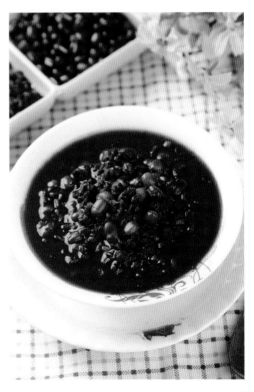

薏米

性味	性微寒，味甘淡
归经	归脾、胃、肺、大肠经

滋补美白佳品

薏米中含有的薏苡仁酯具有滋补作用，其中含有的维生素E是肌肤美容的一个必不可缺的元素。经常食用薏米，可以保护肌肤，使皮肤光泽细腻。薏米中还含有薏苡仁醇，是利尿排毒的有效成分。

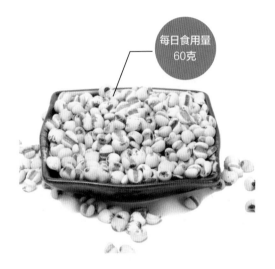

每日食用量
60克

调经搭配

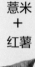

薏米 + 红薯	红薯能有效刺激肠道蠕动和消化液的分泌，能缓解薏米造成的便秘，更好地发挥薏米健脾美容的功效。

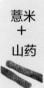

薏米 + 山药	山药是滋阴补脾、药食两用的食材，和薏米搭配，可增强补益作用。

莲子薏米粥

原料

薏米100克，莲子50克，红枣5颗

调料

冰糖15克

做法

❶ 提前泡发好薏米、莲子。将红枣洗净。砂锅中注入适量清水烧开。

❷ 倒入已浸泡好的莲子、薏米以及去核的红枣，搅拌一下。

❸ 盖上盖，烧开后用小火煮60分钟。

❹ 揭盖，加入冰糖，搅拌均匀，转中火煮约1分钟至冰糖溶化，装碗即可食用。

营养分析

莲子有补脾胃、安心神的功效，和薏米熬粥，尤其适合失眠、心悸等症状者食用。

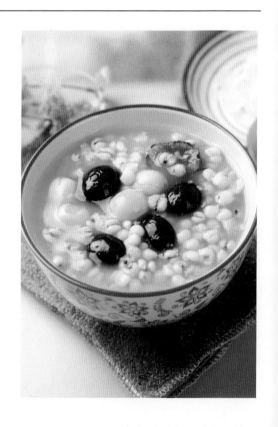

黑芝麻

性味	性平，味甘
归经	归肝、肾、肺经

补益润燥两不误

黑芝麻中富含大量的脂肪和蛋白质，有良好的补益作用，其中所含的丰富的天然维生素E，是良好的抗氧化剂，适当补充可以起到润肤养颜的作用。芝麻中的亚油酸能有效地改善皮肤干燥、鳞屑肥厚、生长迟缓的症状。

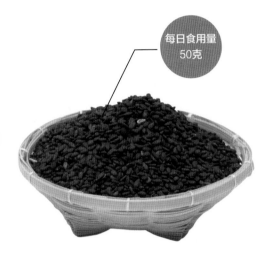

每日食用量
50克

调经搭配

黑芝麻 + 蜂蜜	蜂蜜有滋补润肠的作用，与黑芝麻搭配可补肝肾、滋五脏、益精血、润肠燥，并能缓解便秘。
黑芝麻 + 葛根粉	葛根粉具有清热凉血生津的功效，和滋补的黑芝麻搭配，可起到补肾养心、凉血止血、润燥生津之功效。

浓香黑芝麻糊

原料
糯米100克，黑芝麻100克

调料
白糖20克

做法

❶ 锅置火上，倒入黑芝麻，用小火炒香。

❷ 将黑芝麻、糯米分别倒入干磨杯中，重复数次磨制，直至磨成粉末。

❸ 砂锅中注入清水烧开，分次加入糯米粉和黑芝麻粉，不停搅拌至呈黏稠状。

❹ 加入白糖，拌匀至溶化，火后盛出煮好的黑芝麻糊，装碗即可。

营养分析

糯米含有纤维素、维生素E、锌等多种营养元素，具有温暖脾胃、补益中气等功效。

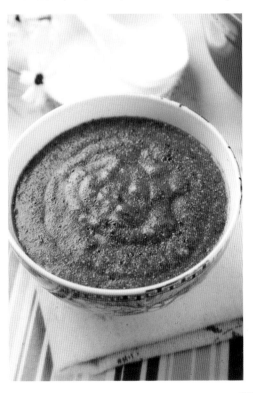

核桃

性味 性温，味甘
归经 归肺、肾经

补气血之源

中医认为核桃可补肾固精、破血祛瘀、润燥滑肠，有较强的活血调经、祛瘀生新之功，可用于女性的血滞经闭之病。另外，核桃中富含的油脂，有利于润泽皮肤，保持人体活力。

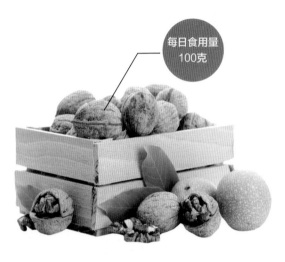

每日食用量
100克

调经搭配

核桃 + 黑芝麻 + 桑叶	此三者配伍同食，可治疗更年期妇女的神经衰弱、健忘、失眠、多梦、食欲不振之症。
核桃 + 鸽肉	核桃中含有对人体极为重要的赖氨酸，对大脑很有益。鸽肉与核桃的配伍对于失眠引起的健忘、焦虑有很好的疗效。

芝麻核桃仁粳米粥

原料
黑芝麻15克，核桃仁30克，水发粳米120克
调料
白糖15克

做法
1. 砂锅中注水烧开，倒入水发粳米，搅拌均匀。
2. 盖上盖，用大火煮开后转小火续煮30分钟至熟。
3. 揭盖，倒入黑芝麻、核桃仁，拌匀。
4. 加入白糖，拌匀至白糖溶化。
5. 盖上盖，小火续煮10分钟即可盛出。

营养分析
黑芝麻中富含大量的脂肪和蛋白质，有良好的补益作用，与核桃搭配，效果更好。

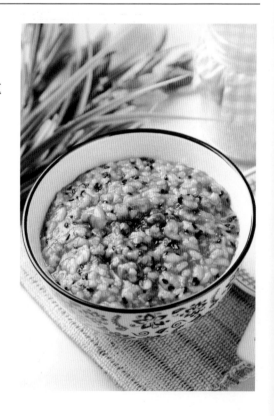

红糖

性味	性温，味甘
归经	归脾经

温中补血易冲泡

妇女因受寒体虚所致的痛经等症或产后饮用红糖水，具有很好的温中、补血、活血的作用。另外，红糖还有益气的功效，对脾胃虚寒、气血不足、寒性腹痛等症状都有一定的食疗作用。

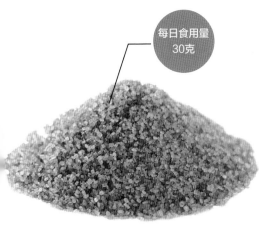

每日食用量
30克

调经搭配

红糖 + 生姜 	红糖和生姜搭配具有温中补血的功效，常用于缓解体虚或受寒引起的痛经。
红糖 + 山楂	山楂具有活血、降血脂的功效，和红糖搭配，可起到活血补血的作用。

红糖山药粥

原料
大米80克，去皮山药150克，枸杞15克
调料
红糖30克

做法
❶ 洗净的山药切小块。
❷ 砂锅中注入适量清水烧开，倒入大米、山药，拌匀。
❸ 盖上盖，用大火煮开后转小火续煮1小时至食材熟软。
❹ 揭盖，放入枸杞、红糖，搅拌均匀。
❺ 关火后加盖，焖5分钟至食材入味即可。

 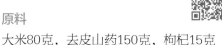 营养分析

山药具有健脾滋阴的功效，搭配补血活血的红糖，可发挥滋补调经的作用。

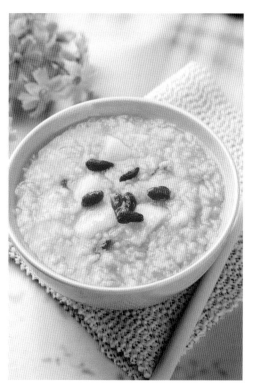

红酒

性味	性温，味辛、甘
归经	归肝、胃、肺经

适量饮用，活血又养颜

红酒具有降低胆固醇、软化血管、保护心脏、降血压、降血脂、抗衰老等功效。红酒中丰富的单宁酸可预防蛀牙及防止辐射伤害，其中所含的丰富的抗氧化剂，能消除或对抗氧自由基，具有抗老防病的作用。

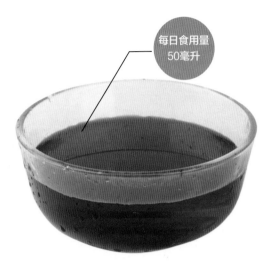

每日食用量
50毫升

调经搭配

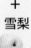
红酒
+
雪梨

雪梨是很好的生津润燥、清热化痰之品，与红酒同食可治疗心烦口渴。

红酒
+
苹果

苹果有"活水"之称，既能减肥，又可使皮肤润滑柔嫩。红酒与之同食，是妇人的美容佳品。

红酒茄汁虾

原料
基围虾450克，红酒200毫升，蒜末、姜片、葱段各少许

调料
盐2克，白糖少许，番茄酱、食用油各适量

做法
1. 洗净的基围虾剪去头尾及虾脚，待用。
2. 用油起锅，倒入蒜末、姜片、葱段爆香，倒入处理好的基围虾，炒匀。
3. 加入番茄酱、红酒，炒至虾身弯曲。
4. 加入白糖、盐，拌匀调味，盖上盖，烧开后用小火煮约10分钟即可。

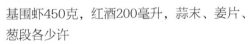

营养分析

虾营养丰富，其肉质松软，易消化，对身体虚弱以及病后需要调养的人是极好的食物。

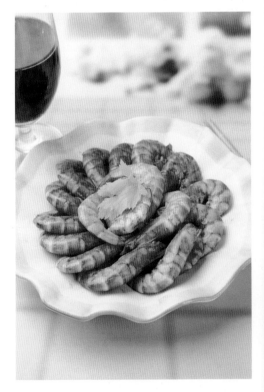

蜂蜜

性味	性平，味甘
归经	归肺、脾、大肠经

排毒养颜，甜蜜生活

蜂蜜是蜜蜂采集植物蜜腺分泌的汁液酿成的，是一种天然食品，可以直接被人体吸收。蜂蜜对女性而言是一种很好的美容食品，不仅可以内食，还可以外敷，长期使用可以让肌肤长期处于水润的状态，延缓衰老。

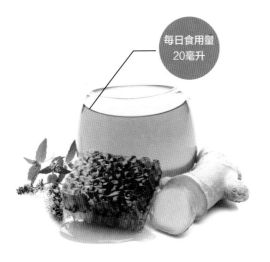

每日食用量
20毫升

调经搭配

蜂蜜 + 香蕉	蜂蜜和香蕉搭配，有助于排毒养颜、缓解便秘，预防因便秘而导致的月经不调。
蜂蜜 + 榛子	榛子具有补益肝肾、润肠通便的作用，和蜂蜜搭配，既补益调经，又排毒养颜。

蜜汁凉薯胡萝卜

原料
凉薯140克，胡萝卜75克

调料
蜂蜜少许

做法
❶ 将去皮洗净的胡萝卜切薄片。
❷ 去皮洗好的凉薯切开，再改切片。
❸ 取一盘子，放入切好的食材，摆好盘。
❹ 均匀地淋上备好的蜂蜜即可。

营养分析
凉薯肉质洁白、香甜多汁，具有降血压、降血脂、清热、解暑等作用。

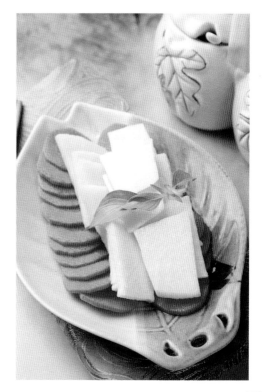

乌鸡

性味	性平、温，味甘
归经	归脾、胃经

白领精英的滋补佳品

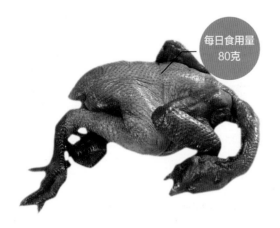

每日食用量
80克

《本草纲目》认为乌鸡有补虚劳羸弱、治消渴、益产妇等功效，是补虚劳、养身体的上好佳品，常食可以提高生理机能、延缓衰老，对防治女性月经不调、崩漏带下、缺铁性贫血等虚损诸病有明显功效。

调经搭配

乌鸡 + 黑木耳	黑木耳具有补益和活血的功效，与乌鸡搭配营养均衡，同时也增强补益调经的效果。
乌鸡 + 黑豆	黑豆中所含的油脂可促进血液中胆固醇的代谢，和鸡肉搭配，能收效补益而不加重体内胆固醇代谢负担。

花胶海参佛手瓜乌鸡汤

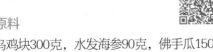

原料

乌鸡块300克，水发海参90克，佛手瓜150克，水发花胶40克，核桃仁30克，水发干贝20克

调料

盐2克

做法

❶ 洗净的花胶、海参、佛手瓜分别切成合适大小块状。

❷ 用开水汆乌鸡块，沥干水分备用。

❸ 砂锅中注入适量清水，倒入以上食材。

❹ 加盖，大火煮开转小火煮3小时至食材熟透，加盐调味即可。

营养分析

本品能滋阴补肾、调补气血，缓解月经不调女性出现的盗汗、手足心热等阴虚症状。

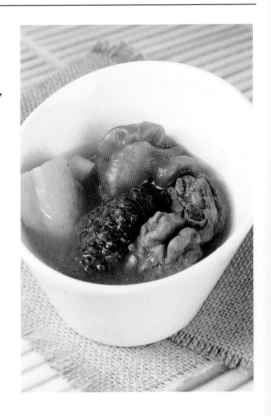

鸭肉

性味	性寒，味甘、咸
归经	归脾、胃、肺、肾经

滋阴除烦热

临床积累经验证明，鸭肉有很好的滋阴除烦热的功效。鸭肉的脂肪均匀地分布于全身组织中，其中的脂肪酸主要是不饱和脂肪酸和低碳饱和脂肪酸，含饱和脂肪酸量明显比猪肉、羊肉少，因此补益又健康。

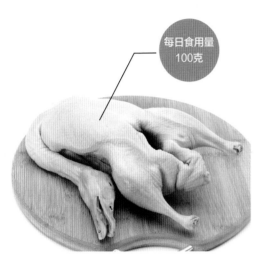

每日食用量100克

调经搭配

鸭肉 + 海参	海参滋阴效果佳，和鸭肉是养阴补益的好搭档，尤其适合五心烦热、盗汗等阴虚症状严重的月经不调女性食用。
鸭肉 + 山药	鸭肉有滋阴补虚、清热止咳的作用，山药也有滋阴功效，两者同食不仅有补阴养肺的作用，还可去油腻。

鸭肉蔬菜萝卜卷

原料
鸭肉140克，香菇45克，白萝卜100克，生菜65克

调料
料酒8毫升，生抽3毫升，鸡粉2克，白糖3克，白醋12毫升，盐、食用油各适量

做法
❶ 香菇去蒂，与生菜、鸭肉切丝；白萝卜切片。
❷ 白萝卜加入盐、白糖、白醋，腌渍20分钟；用适量生抽、料酒腌渍鸭肉15分钟。
❸ 用油起锅，倒入鸭肉、香菇、料酒、生抽，炒匀调味，作为馅料。
❹ 萝卜片包裹馅料、生菜，卷成卷即可食用。

营养分析
香菇具有和胃、健脾、补气、益肾之功效，是高蛋白、低脂肪的营养保健食品。

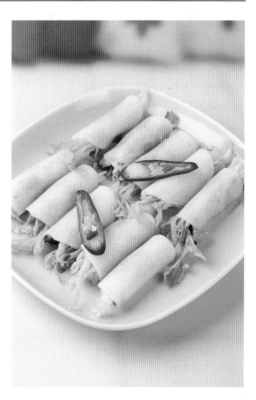

鸽肉

性味 性平，味甘、咸

归经 归肝、肾经

补肾养血美肤

鸽肉具有补肾、益气、养血之功效。鸽血中富含血红蛋白，能使术后伤口更好地愈合。女性常食鸽肉，可调补气血、提高性欲。此外，乳鸽肉含有丰富的软骨素，经常食用，可使皮肤白嫩、细腻。

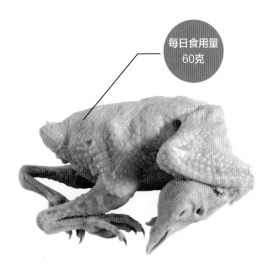

每日食用量
60克

调经搭配

鸽肉 + 枸杞	枸杞具有养血、补肝、明目的功效，和鸽肉一起食用，可起到很好地补肝肾、调气血的作用。
鸽肉 + 糙米	糙米富含膳食纤维、B族维生素和维生素E，与鸽肉搭配，有很好的补血和调血液代谢的作用。

五彩鸽丝

原料

鸽肉700克，青椒20克，红椒10克，芹菜60克，胡萝卜45克，莴笋30克，冬笋40克，姜片少许

调料

盐2克，鸡粉1克，料酒10毫升，食用油适量

做法

❶ 鸽肉去骨切条，加入少许盐、料酒腌渍。

❷ 青椒、红椒切条，莴笋切丝，芹菜切段，冬笋切条，胡萝卜切条。

❸ 冬笋、胡萝卜入沸水中焯片刻，捞出。

❹ 用油起锅，倒入以上食材，加入姜片、料酒、盐、鸡粉，炒至食材熟透即可。

营养分析

辣椒具有杀菌、防腐、调味、营养、驱寒等功能，为人类防病、治病起到了积极作用。

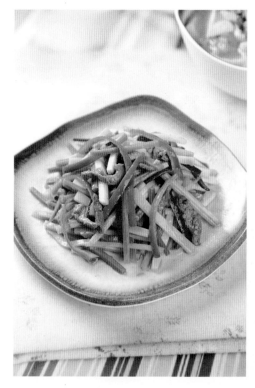

猪肝

性味 性温，味甘、苦

归经 归脾、胃、肝经

养肝补血明目

常食猪肝可预防眼睛干涩、疲劳，可调节和改善贫血病人造血系统的生理功能。猪肝中的维生素C和微量元素硒，能增强人体的免疫力。猪肝有明目补血、护肝养颜和防治夜盲症的食疗保健作用。

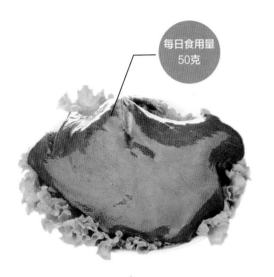

每日食用量
50克

调经搭配

猪肝 + 菠菜	菠菜中含有丰富的胡萝卜素、维生素C、钙、磷及一定量的铁，搭配猪肝，有助于血液的新陈代谢。
猪肝 + 番茄	番茄味甘、酸，性微寒，能凉血平肝，和猪肝合用，能养肝明目。

猪肝米丸子

原料

猪肝140克，米饭200克，水发香菇45克，洋葱30克，胡萝卜40克，蛋液50克，面包糠适量

调料

盐2克，鸡粉2克，食用油适量

做法

❶ 猪肝用中火蒸15分钟至熟透。

❷ 胡萝卜、香菇、洋葱切丁，猪肝切末。

❸ 用油起锅，倒入以上食材，加入盐、鸡粉，倒入米饭，翻炒至米饭松散。

❹ 制成丸子，滚上蛋液、面包糠，用中小火炸2分钟后捞出，沥干油即可。

【营养分析】

本品美味又营养，具有增强免疫力、改善缺铁性贫血、保护视力等功效。

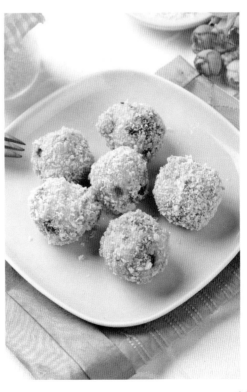

牛肉

性味	性平、温，味甘
归经	归脾、胃经

补气补力强免疫

牛肉中的肌氨酸含量比其他肉类都高，它对增长肌肉、增强力量特别有效，有利于缓解月经不调出现的神疲体乏的症状。牛肉中富含的锌和维生素B$_6$，能增强免疫系统功能。

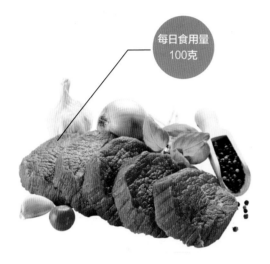

每日食用量
100克

调经搭配

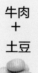

牛肉 + 萝卜	萝卜性凉，可缓和牛肉性温的特性，可防治生热或加重原有内热的症状，能健脾补虚、行气消食。
牛肉 + 土豆	牛肉不易消化，与土豆同时食用能起到保护胃黏膜的作用，便于人体吸收。

红薯炒牛肉

原料

牛肉200克，去皮红薯100克，青椒20克，红椒20克，姜片、蒜末、葱白各少许

调料

盐4克，鸡粉2克，生抽、料酒各3毫升，食用油适量

做法

❶ 把红薯、红椒、青椒切块，入沸水锅中煮至断生；牛肉切片，加入适量调料，腌渍。

❷ 用油起锅，倒入姜片、蒜末、葱白，爆香，倒入牛肉、料酒，继续翻炒。

❸ 倒入煮过的红薯、青椒、红椒，加入适量生抽、盐、鸡粉，炒匀调味。

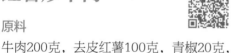

营养分析

红薯和牛肉搭配食用健脾补虚，同时红薯是碱性食物，有利于维持人体的酸碱平衡。

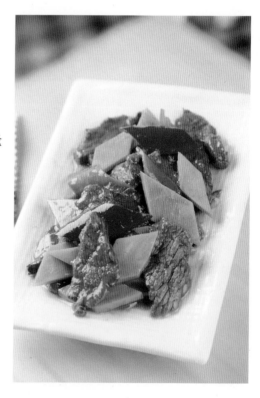

羊肉

性味	性温，味甘
归经	归脾、肾经

羊肉的蛋白质、钙、铁、维生素C的含量均较猪肉、牛肉高，而这些物质是人体气血生化之源，因此羊肉补益的效果极佳，可用于治疗脾胃虚寒所致的反胃、身体瘦弱、畏寒。

冬季进补的好选择

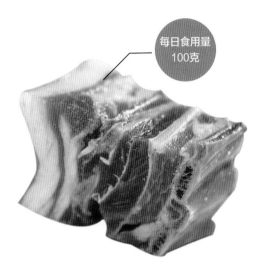

每日食用量
100克

调经搭配

羊肉 + 孜然	孜然除了能去除羊肉的膻味之外，其本身也是性温祛湿之香料，和羊肉合用，有增强温补、祛寒湿的功效。
羊肉 + 小麦	小麦性凉，和羊肉搭配，可达平和补益之效果。另外小麦可养心除烦，缓解月经不调出现心烦气躁的症状。

松仁炒羊肉

原料

羊肉片400克，彩椒块60克，豌豆80克，松仁50克，胡萝卜片、姜片、葱段各少许

调料

盐4克，食粉1克，生抽5毫升，食用油适量

做法

❶ 用食粉、少许盐、生抽腌渍羊肉片10分钟。

❷ 豌豆、彩椒块、胡萝卜片入沸水锅中煮至断生，捞出。小火炸松仁至散出香味，捞出。

❸ 将羊肉片倒入油锅中，滑油至变色，捞出。

❹ 爆香姜片、葱段，倒入羊肉片等食材，加入盐翻炒，关火后盛出，放上松仁即可。

营养分析

松仁可预防心脑血管疾病，搭配羊肉有温补脾肾的功效，可全面地发挥补益效果。

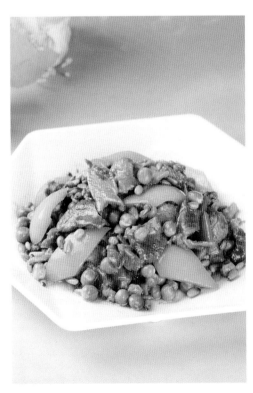

鲫鱼

性味	性平，味甘
归经	归脾、胃、大肠经

活血调经易吸收

鲫鱼的蛋白质含量仅次于虾，且易于吸收，因此补益效果佳。中医临床经验积累，鲫鱼具有良好的活血通络的功效，是调理月经的常用淡水鱼类。

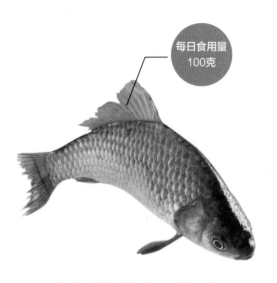

每日食用量
100克

调经搭配

鲫鱼 + 红豆	红豆具有利水消肿、解毒排脓的功效，能增强鲫鱼的利湿作用，可缓解月经不调伴随的湿热症状。
鲫鱼 + 黑木耳	黑木耳具有补益活血的功效，同鲫鱼搭配，荤素共同补益、活血调经。

鲫鱼银丝汤

原料
鲫鱼600克，白萝卜200克，红椒40克，姜片少许

调料
盐、鸡粉各2克，食用油适量

做法

❶ 白萝卜切丝；红椒切丝。

❷ 用油起锅，放入鲫鱼，煎出焦香味，翻面，煎至鲫鱼两面呈焦黄色。

❸ 放入姜片，倒入适量清水，煮10分钟。

❹ 放入白萝卜丝、红椒丝，拌匀，煮约3分钟，加入盐、鸡粉调味即可。

营养分析

鲫鱼和白萝卜熬汤，其中的营养更加容易被吸收，且有清热行气、利水祛湿之效。

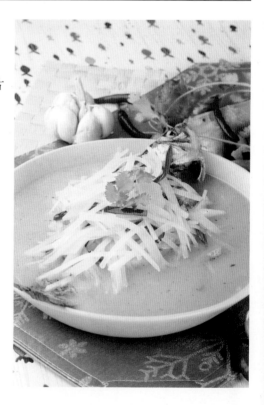

带鱼

性味 性温，味甘

归经 归脾、胃经

滋养防癌

带鱼的脂肪含量高于一般鱼类，且多为不饱和脂肪酸，具有降低胆固醇的作用。丰富的镁元素，除了对心血管系统有很好的保护作用之外，还有养肝补血、泽肤养发的功效。

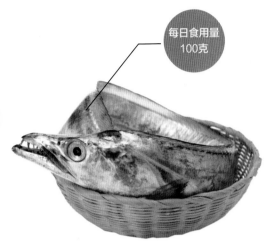

每日食用量
100克

调经搭配

带鱼
+
豆腐

豆腐作为食药兼备的食品，具有益气、补虚等多方面的功能。

带鱼
+
木瓜

木瓜鲜美兼具食疗作用，尤其对女性更有美容功效，与带鱼同食，可补气养血。

带鱼烧白萝卜丝

原料

带鱼300克，白萝卜200克，姜片、葱段各少许

调料

盐2克，胡椒粉2克，料酒、生抽、老抽各5毫升，食用油、冰糖、水淀粉各适量

做法

❶ 将洗净的白萝卜切丝；洗好的带鱼切段。

❷ 用胡椒粉腌制带鱼10分钟，蘸水淀粉。

❸ 热锅注油，将带鱼炸至金黄色，捞出。

❹ 锅中注水烧开，倒入萝卜丝、带鱼，加入姜片、葱段、料酒、盐、生抽、老抽、冰糖调味，盖上盖，小火焖10分钟即可。

营养分析

白萝卜在中国民间素有"小人参"的美称，具有健脾补虚、行气消食的功效。

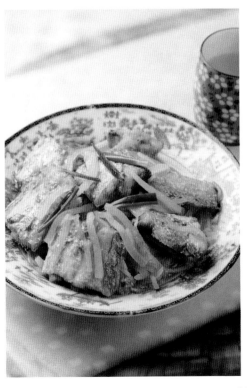

丹参

性味	性微温，味苦
归经	归心、肝经

不温不燥，调经凉血

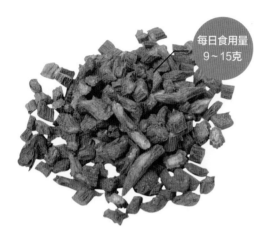

每日食用量
9~15克

丹参入心，能去旧血、生新血，不但对妇科的血瘀、血热有效果，也常用于治疗内科或外伤的血瘀疼痛症状。

功效主治

活血化瘀、通经止痛、清心除烦、凉血消痈。用于胸痹心痛、脘腹胁痛、热痹疼痛。

养生搭配

丹参 + 葛根	葛根升阳解肌、透疹止泻、除烦止渴。主治伤寒、发热头痛、烦热消渴。与丹参配伍，有降血糖的作用。
丹参 + 山楂	山楂消食化积、行气散瘀。主治肉食积滞、胃脘胀满、高脂血症。与丹参配伍，有促进血液循环的作用。

丹参芹菜粥

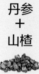

原料
水发大米100克，丹参7克，芹菜60克，葱花少许

调料
盐、鸡粉各少许

做法
1. 洗好的芹菜切成碎末，待用。
2. 向烧开水的砂锅中倒入丹参、大米，盖上锅盖，用小火煮约25分钟。
3. 揭开锅盖，倒入芹菜末，搅拌均匀后继续用中火煮约10分钟至食材熟透。
4. 揭开锅盖，加入少许盐、鸡粉调味。

人群宜忌
痛经严重，有子宫肌瘤者适合食用。孕妇或月经正常的女性经期要避免服用。

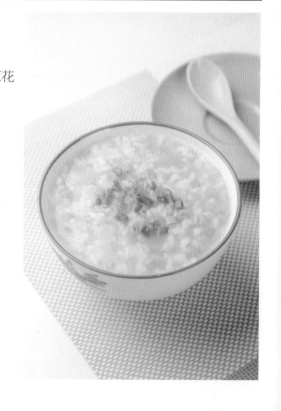

黄芪

性味	性微温，味甘
归经	归肺、脾经

调经补气不可少

黄芪中的多糖类和总黄酮类活性物质，具有补气力、增强抵抗力等功效，有助于改善气血亏虚型的月经不调。

功效主治

补气升阳、固表止汗、利水消肿、生津养血、行滞通痹。用于气虚乏力、食少便溏、中气下陷、便血崩漏、表虚自汗。

养生搭配

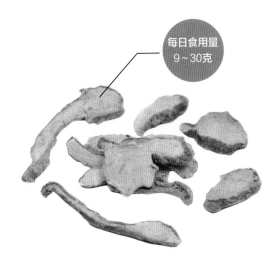

每日食用量
9~30克

黄芪 + 防风	防风发表祛风、胜湿止痛。常用于治疗外感风寒、头痛、风寒湿痹。与黄芪配伍，补气固表的功效更佳。
黄芪 + 当归	当归具有补血和血、调经止痛、润燥滑肠的功效。与黄芪配伍，治疗肩臂风湿痛，活血通络效果尤佳。

黄芪红枣枸杞茶

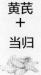

原料

黄芪15克，红枣5枚，枸杞5克

做法

❶ 锅中注入适量清水，倒入黄芪、红枣，浸泡约25分钟，使之煮制时容易熟软。

❷ 盖上盖，用大火煮开后转小火，续煮20分钟至药材有效成分析出。

❸ 揭盖，放入枸杞，拌匀。盖上盖，稍煮一会儿至枸杞熟软。

❹ 揭盖，关火后盛出煮好的药汤，装碗即可。

人群宜忌

肾阴虚、湿热、热毒炽盛者以及感冒发热的患者忌用。女性行经期和怀孕期忌用。

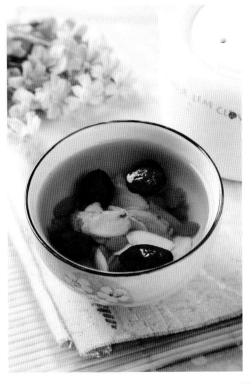

红花

性味 性温，味辛

归经 归心、肝经

活血调经止痛

红花为行血调经之要药，通经、调经、散瘀、止痛之效佳，常用于经闭、痛经、恶露不行。

功效主治

活血通经、散瘀止痛。用于经闭、痛经、恶露不行、症瘕痞块、胸痹心痛、瘀滞腹痛、胸胁刺痛、跌扑损伤、疮疡肿痛。

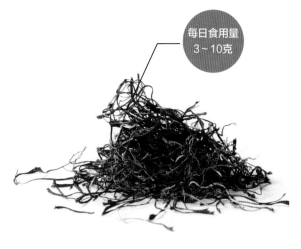

每日食用量
3~10克

养生搭配

红花 + 桃仁	桃仁破血行瘀、润燥滑肠。红花与桃仁均能祛瘀，两者配伍共用，可活血祛瘀、通调经脉。
红花 + 肉桂	肉桂补元阳、暖脾胃、除积冷、通血脉。与红花配伍，有活血通经之功，主治闭经。

红花红枣粥

原料

水发大米100克，红枣15克，红花3克

调料

红糖10克

做法

❶ 砂锅中注入适量清水烧热，倒入备好的红花、红枣，拌匀，用大火煮沸。

❷ 倒入洗净的大米，搅拌均匀。

❸ 盖上盖，烧开后用小火煮约30分钟至食材熟透。

❹ 揭开盖，倒入红糖，拌匀，煮至溶化。

❺ 关火后盛出煮好的粥即可。

人群宜忌

孕妇慎用。

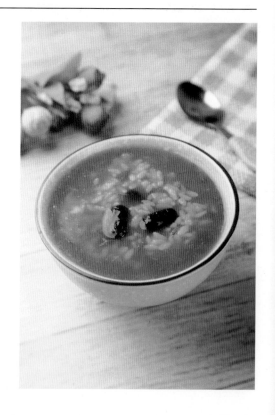

月季花

性味 性温，味甘
归经 归肝经

调经之"花中皇后"

每日食用量
3~6克

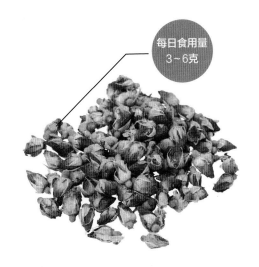

月季花活血调经、疏肝解郁、行气止痛作用明显，临床上常被用于治疗月经不调、痛经、闭经等病症。

功效主治

活血调经、疏肝解郁。用于气滞血瘀、月经不调、痛经、闭经、胸胁胀痛。

养生搭配

月季花 + 红花	红花与月季花的功效相似，均能活血通经、去瘀止痛。两者配伍，效果更佳，对闭经有很好的疗效。
月季花 + 大枣	大枣补脾和胃、益气生津、调和营卫。主治气血津液不足。与月季花配伍，有益气补血之功。

月季花清香茶

原料　　　　**调料**
月季花10克　　红糖20克

做法

❶ 将月季花放入盛水的碗中，搅拌片刻，洗掉杂质，捞出备用。

❷ 取出养生壶底座，放上配套的水壶，加清水至0.7升水位线。

❸ 倒入月季花，盖上壶盖。

❹ 按"开关"键通电，再按"功能"键，选定"泡茶"功能，开始煮茶，煮10分钟即可。

❺ 揭盖，倒入红糖，搅拌，煮至溶化即可。

人群宜忌

若上火症状明显者，注意咨询医师搭配饮用。孕妇忌用。

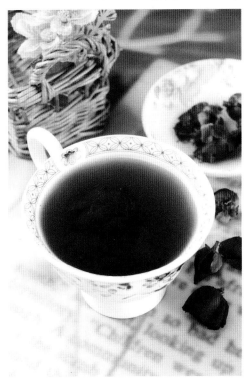

玫瑰花

性味	性温，味甘、苦
归经	归肝、脾经

解郁和血养颜

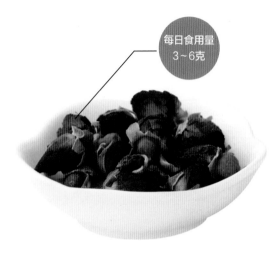

每日食用量
3~6克

在《食物本草》中早就有关于玫瑰花的记载，其"主利肺脾、益肝胆，食之芳香甘美，令人神爽。"现代玫瑰花不仅用于活血调经，也常用于缓和情绪、养颜美容。

功效主治

行气解郁、和血止痛。用于肝胃气痛、食少呕恶、月经不调、跌扑伤痛。

养生搭配

玫瑰花 + 桂圆	桂圆益心脾、补气血。主治虚劳羸弱、失眠、健忘、惊悸、怔忡。与玫瑰花配伍，养血滋阴，养颜润肤。
玫瑰花 + 金银花	金银花清热解毒。主治温病发热、热毒血痢、肿毒。与玫瑰花配伍，理气解郁，滋阴清热。适用于肝郁虚火上升。

玫瑰花黑豆活血豆浆

原料

玫瑰花10克，黑豆80克

调料

冰糖适量

做法

1. 将玫瑰花倒入碗中，洗去杂质。
2. 浸泡好的黑豆和玫瑰花，倒入滤网。
3. 食材倒入豆浆机，注入适量清水，至水位线即可。盖上豆浆机机头，选择"五谷"程序，开始打浆。
4. 运转约20分钟，即成豆浆。
5. 滤取豆浆，倒入碗中，撇去浮沫即可。

（人群宜忌）

上火症状明显者，注意咨询医师搭配饮用。孕妇忌用。

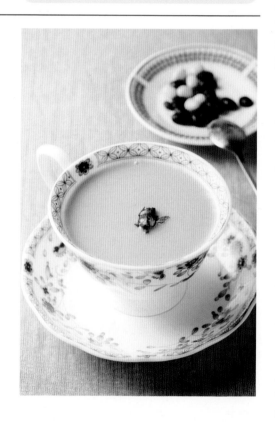

肉桂

温经通脉止痛

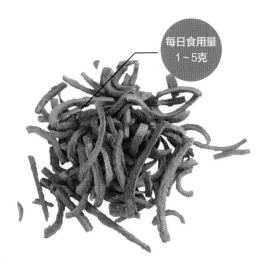

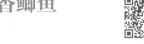

每日食用量
1～5克

血寒瘀滞，得温则通，肉桂可通过温补作用来调经。现代研究表明，一定量的桂皮油可引起子宫充血，有通经作用。

功效主治

补火助阳、引火归元、散寒止痛、温通经脉。用于阳痿宫冷、腰膝冷痛、肾虚作喘、眩晕目赤、寒疝腹痛、痛经、经闭。

养生搭配

肉桂 + 附子	附子有补火助阳、逐风寒湿邪之功效。与肉桂配伍，可治疗肾阳不足所致的畏寒肢冷、腰膝酸软。
肉桂 + 丁香	丁香有清热燥湿的作用。与肉桂配伍外敷，不仅能增强温经止痛之功，并可治寒厥头痛、虚寒腰痛。

肉桂五香鲫鱼

原料

净鲫鱼400克，桂圆肉干10克，姜片、葱段、八角、肉桂各少许

调料

盐3克，鸡粉2克，生抽、料酒、食用油各适量

做法

❶ 用盐和料酒腌渍鲫鱼约15分钟。

❷ 用小火煎鱼至两面呈焦黄色。

❸ 撒上姜片、八角、葱段、肉桂后炒匀。

❹ 倒入桂圆肉干用中小火煮约10分钟。

❺ 揭盖，加入盐、鸡粉、料酒、生抽。

❻ 转中火，拌匀调味，拣出八角、桂皮、姜片、葱段即可。

人群宜忌

阴虚火旺、血热妄行出血者及孕妇均禁服。

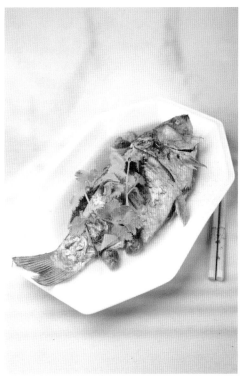

红枣

性味 性温，味甘

归经 归脾、胃经

熟悉的补血调经之品

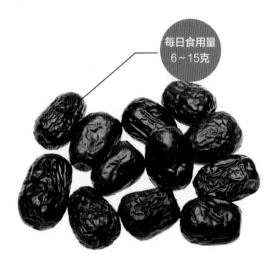

每日食用量
6~15克

红枣中含丰富的铁质，有助于血液新生，其中还含有大量的糖类和维生素，有补益和提高免疫力的效果。

功效主治

补脾和胃、益气生津、调营卫、解药毒。用于胃虚食少、脾弱便溏、气血津液不足、营卫不和、心悸怔忡。

养生搭配

红枣 + 猪蹄	猪蹄具有补虚弱、填肾精等功效，是老年人、女性和失血者的食疗佳品。与红枣配伍，可治女性经期鼻出血的症状。
红枣 + 花生	花生可以促进人体的新陈代谢，增强记忆力，还具有止血功效。与红枣配伍，可增强补血之效。

红枣枸杞蒸猪肝

原料

猪肝200克，红枣40克，枸杞10克，葱花3克，姜丝5克

调料

盐2克，鸡粉3克，生抽、料酒、食用油各适量

做法

❶ 将红枣去除果核；猪肝切片，加入调料，撒上姜丝，拌匀，腌渍10分钟。

❷ 取一蒸盘，放入猪肝、红枣，撒上枸杞，摆好造型。

❸ 放入电蒸锅，蒸约5分钟至食材熟透。

❹ 取出蒸盘，趁热撒上葱花即可。

人群宜忌

湿热内盛者，痰湿偏盛的人及腹部胀满者不宜多食，糖尿病患者也不宜多食。

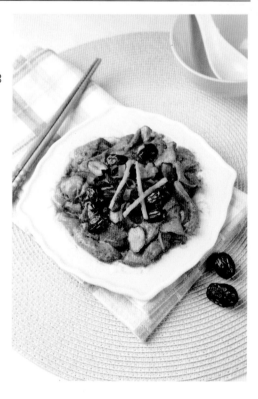

当归

性味 性温，味甘、辛
归经 归肝、心、脾经

补血活血、调经止痛

当归有补血活血的作用。中医认为筋脉缺血或津液的滋养，会痉挛疼痛，血脉不通也会疼痛，当归则通过补血活血作用，达到调经止痛的效果。

功效主治

补血活血、调经止痛、润肠通便。用于血虚萎黄、眩晕心悸、月经不调、经闭痛经。

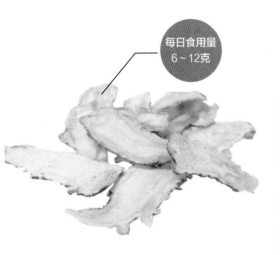

每日食用量
6～12克

养生搭配

当归 + 黄芪 	黄芪补气固表、利尿排毒、排脓敛疮、生肌。与当归配伍，共奏补气生血之功。
当归 + 川芎	川芎行气开郁、祛风燥湿、活血止痛。与当归配伍，可活血补血，多用于营血瘀滞症。

当归红花补血粥

原料
大米200克，红花、黄芪、当归、川芎各5克

调料
白糖5克

做法

❶ 砂锅中注入适量清水，放入备好的川芎、当归、黄芪。

❷ 用大火煮开后倒入洗好的大米。

❸ 盖上盖，用大火煮开后转小火煮30分钟为宜。

❹ 揭盖，倒入备好的红花，拌匀。

❺ 再盖上盖，续煮30分钟至食材熟透。

❻ 揭盖，加入白糖，拌匀即可。

人群宜忌

慢性腹泻、大便溏薄者忌食。

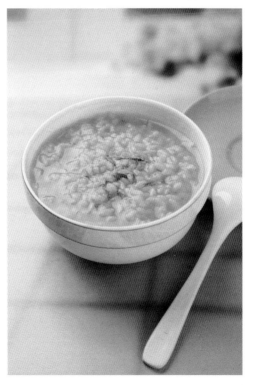

益母草

性味	性微寒，味苦、辛
归经	归肝、心包经

活血利尿调经

月经主要是子宫内膜脱落引起的出血，益母草可以兴奋子宫，促进子宫内血液循环，从而调节经量。此外，益母草碱还有利尿功能，可改善行经期间出现的小便不利或是水肿。

功效主治

活血调经、利尿消肿。用于月经不调、痛经、经闭、恶露不尽、水肿尿少。

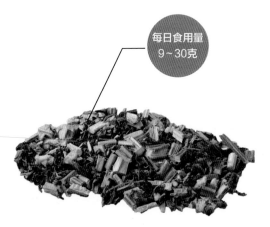

每日食用量
9~30克

养生搭配

益母草 + 香附	香附可理气调经。与益母草配伍，可起到疏肝理气、活血化瘀、调经止痛的作用。主治月经不调、痛经等。
益母草 + 鸡血藤	鸡血藤可补血行血。与益母草配伍，可起到活血补血的作用。主治血瘀夹虚所致的痛经、月经不调、经闭等。

益母草鲜藕粥

原料

益母草5克，莲藕80克，水发大米200克

调料

蜂蜜少许

做法

1. 洗净去皮的莲藕切成块，备用。
2. 烧开水的砂锅中倒入备好的益母草。
3. 用中火煮20分钟至其析出有效成分。
4. 揭开锅盖，将药材捞干净，倒入大米，盖上锅盖，煮开后转小火煮40分钟。
5. 揭开锅盖，倒入莲藕块，搅拌匀，再盖上锅盖，再煮10分钟。
6. 揭开锅盖，淋入少许蜂蜜，拌匀即可。

 人群宜忌

孕妇禁用。

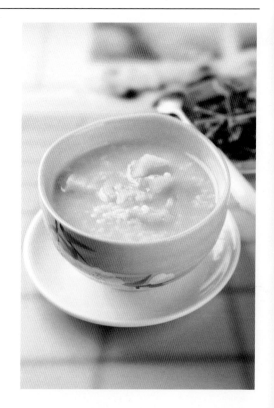

枸杞

性味 性平，味甘
归经 归肝、肾经

滋补肝肾调气血

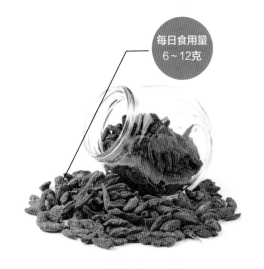

每日食用量
6～12克

枸杞含有多种营养物质，有滋补肝肾的功效。肾是气血之源，肝主血脉的运行，肝肾得补，气血也随之得到调补。

功效主治

滋补肝肾、益精明目。用于虚劳精亏、腰膝酸痛、眩晕耳鸣、内热消渴、血虚萎黄、目昏不明。

养生搭配

枸杞 + 菊花 	菊花疏风清热、明目解毒，主治头痛、眩晕。与枸杞配伍，可疏肝明目，缓解头痛。
枸杞 + 菟丝子	菟丝子为养阴通络上品，有填精补髓之功效。与枸杞配伍，可使阴阳调和，达到强身健体之功效。

枸杞百合蒸黑木耳

原料

百合50克 ，枸杞5克，水发黑木耳100克

调料

盐1克，芝麻油适量

做法

❶ 取空碗，放入泡好的黑木耳、洗净的百合和枸杞。

❷ 淋入芝麻油，加入盐，搅拌均匀。

❸ 将拌好的食材装盘。

❹ 备好已注水烧开的电蒸锅，放入食材。

❺ 加盖，调好时间旋钮，蒸5分钟至熟。

❻ 揭盖，取出蒸好的食材即可。

人群宜忌

患有高血压、感冒发热、身体有炎症、腹泻的人群忌食。

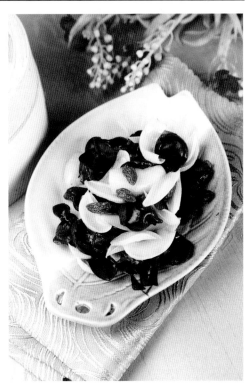

桂圆

性味 性温，味甘

归经 归心、脾、胃经

补心脾养血安神

桂圆含糖量很高，多为易消化吸收的单糖，可以被人体直接吸收，还有丰富的铁和维生素B_2，因此气血虚衰者，经常吃桂圆很有补益作用。

功效主治

补益心脾、养血安神。用于气血不足、心悸怔忡、健忘失眠、血虚萎黄。

养生搭配

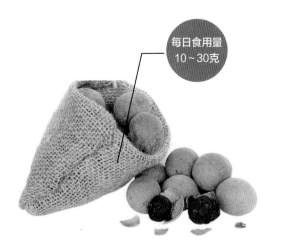

每日食用量
10~30克

桂圆 + 鸡蛋 	鸡蛋营养丰富，与桂圆配伍，有益气补血之功，可治血虚引起的头痛。
桂圆 + 莲子	莲子有补脾止泻、益肾涩精、养心安神的功用。与桂圆配伍，养心安神效果更佳。

桂圆银耳木瓜汤

原料

桂圆银耳木瓜汤汤料包1包（桂圆、银耳、若羌红枣、莲子），木瓜150克

调料

冰糖适量

做法

❶ 将莲子泡发2个小时。

❷ 将红枣、桂圆肉泡发10分钟。银耳泡发30分钟，捞出后切小块。

❸ 砂锅中注入适量清水和泡发好的材料。

❹ 开大火煮开转小火煮40分钟。

❺ 倒入备好的木瓜块再续煮10分钟。

❻ 揭开锅盖，加入适量冰糖调味即可。

（**人群宜忌**）

孕妇、糖尿病患者忌食。

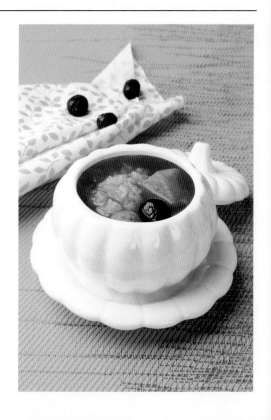

阿胶

性味	性平，味甘
归经	归肺、肝、肾经

滋阴补血止血

阿胶是由驴皮和黄酒、冰糖等辅料加工而得。驴皮有很好滋养功效，黄酒有活血功效，冰糖可补中益气。以上几种材料相互作用，有很好的补血止血、调经滋阴的功效。

功效主治

补血、滋阴润燥、止血。用于血虚萎黄、眩晕心悸、肺燥咳嗽、劳嗽咯血、崩漏等。

养生搭配

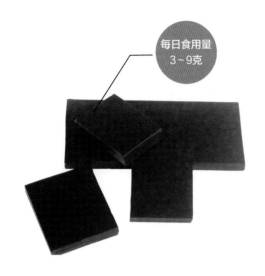

每日食用量
3~9克

阿胶 + 艾叶	艾叶有理气血、逐寒湿、温经止血、安胎的功效。与阿胶配伍，可防治流产，腹痛出血。
阿胶 + 黄芪 	黄芪有补气固表的作用，与阿胶配伍，可治因分娩出血过多或月经量过多引起的气短、乏力、头晕、心慌。

桂圆阿胶红枣粥

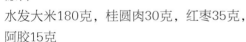

原料
水发大米180克，桂圆肉30克，红枣35克，阿胶15克

调料
白糖30克，白酒少许

做法

❶ 砂锅中注入适量清水烧开，倒入洗净的大米和备好的红枣、桂圆肉，搅拌匀。

❷ 盖上盖，用小火煮30分钟至其熟软。

❸ 加入阿胶，倒入少许白酒，搅拌匀。

❹ 盖上盖，用小火续煮10分钟。

❺ 揭盖，加入白糖，搅拌，煮至溶化即可。

人群宜忌

本品性滋腻，有碍消化，胃弱便溏者慎用。

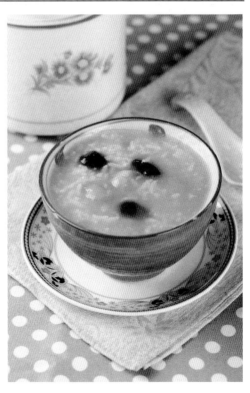

莲子

| 性味 | 性平，味甘、涩 |
| 归经 | 归脾、肾、心经 |

滋补安心神

莲子中所含的棉籽糖，是滋补调养之佳品。莲子是养心安神、健脾止带的佳品，对女性失眠、带下过多、腰酸均有很好的调理作用。

功效主治

补脾止泻、止带、益肾涩精、养心安神。用于脾虚泄泻、带下、遗精、心悸失眠。

养生搭配

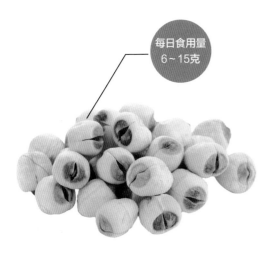

每日食用量
6~15克

| 莲子 + 银耳 | 银耳能滋阴润肺、美容养颜。和莲子共食，滋养心肺、养颜润肤的效果更好。 |
| 莲子 + 芡实 | 芡实能补肾固精、止带止泻，常与莲子搭配，健脾补肾相得益彰。 |

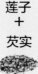

蜜汁蒸红枣莲子

原料
红枣15枚，莲子15颗

调料
白糖15克，蜂蜜20克，食用油适量

做法

❶ 红枣切开，去核，放入莲子，包好。

❷ 取电蒸锅，注入适量清水烧开，放入红枣莲子。盖上盖，时间调至"20"分钟。

❸ 揭盖，取出蒸好的红枣莲子。

❹ 锅中注入适量清水烧开，加入白糖、蜂蜜，稍稍搅拌后倒入食用油，拌匀。

❺ 关火后将蜜汁淋到红枣莲子上面即可。

人群宜忌

大便燥者勿服。

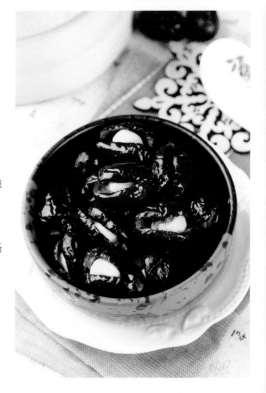

艾叶

性味	性温，味辛、苦
归经	归肝、脾、肾经

温经散寒止痛

每日食用量
3~9克

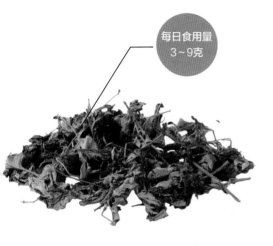

血脉得温则行，月经得通则不痛。艾叶性温，用于寒凝血瘀的月经不调。艾叶炒炭后具有止血的功效，可用于虚寒性出血。

功效主治

内服温经止血、散寒止痛，主治崩漏、月经过多、胎漏下血、小腹冷痛、宫冷不孕；外洗祛湿止痒，主治皮肤瘙痒。

养生搭配

艾叶 + 香附	香附具有疏肝理气、调经止痛之功。与艾叶配伍，治寒凝气滞之行经腹痛。
艾叶 + 苍术	燥湿健胃、祛风湿。主治湿滞中焦、外感风寒挟湿之表征。与艾叶配伍，可防治呼吸道疾病。

艾叶煮鸡蛋

原料

鸡蛋2个，鲜艾叶30克

做法

① 砂锅中注入适量清水烧热，倒入洗净的艾叶，放入备好的鸡蛋。

② 盖上盖，用大火烧开后转小火煮约20分钟，使艾叶析出有效成分。

③ 揭盖，轻轻敲打鸡蛋的外壳，使其裂开小口。

④ 盖上盖，用中火煮约10分钟，至鸡蛋上色完成。

⑤ 关火后揭开盖，取出，去除蛋壳即成。

人群宜忌

阴虚血热者慎用。

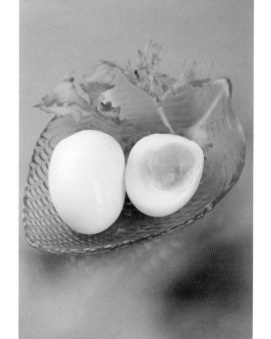

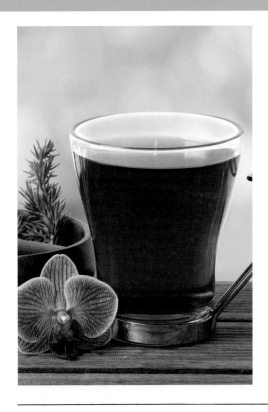

参芪红枣茶

材料

党参10克，红枣10克，黄芪10克，红糖适量

做法

① 将党参、红枣、黄芪洗净。

② 将以上材料放入砂锅中。

③ 加适量水，大火煮沸。

④ 砂锅中加适量红糖调味即可。

小贴士

本品补血益气生津，可用于脾肺气虚、食少倦怠、气血不足、面色萎黄、心悸气短、津伤口渴者饮用。

百合地黄茶

材料

百合20克，生地黄10克，红糖适量

做法

① 将百合、生地黄分别洗净，稍浸泡。

② 把百合、生地黄放入砂锅中。

③ 加适量清水煎煮10~15分钟。

④ 取汁弃渣，待茶汁稍凉后加适量红糖即可饮用。

小贴士

本品补血活血、清心养神、养阴润肺，可用于月经不调、虚烦惊悸、失眠多梦等症者饮用。

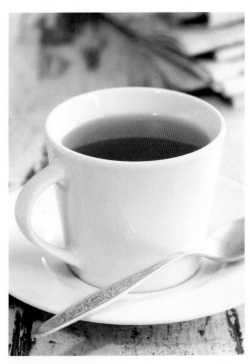

玫瑰洛神茶

材料

洛神花2朵，玫瑰花8朵，蜂蜜适量

做法

❶ 将洛神花洗去浮灰后放入砂锅中，加
   适量清水煎煮10分钟。
❷ 熄火放入玫瑰，加盖焖5分钟。
❸ 取汁弃渣，加适量蜂蜜搅拌即可饮用。

小贴士

本品补血活血、开胃，可用于月经不调、
贫血、心脏病、高血压、动脉硬化等症的
日常调理人群饮用。

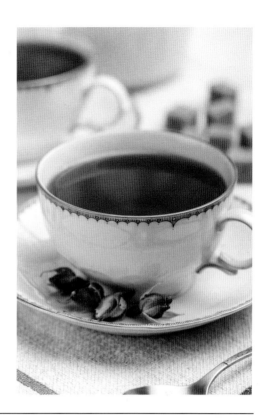

山楂红枣茶

材料

山楂4个，红枣12枚，红糖适量

做法

❶ 红枣洗净去核，从中间切开；山楂洗
   净去核切块。
❷ 将切好的红枣、山楂放入砂锅中，加
   水600毫升。
❸ 煮沸后改用小火煮10分钟，加适量红
   糖即可饮用。

小贴士

本品益气补血、活血化瘀，用于治疗血瘀
型的痛经。

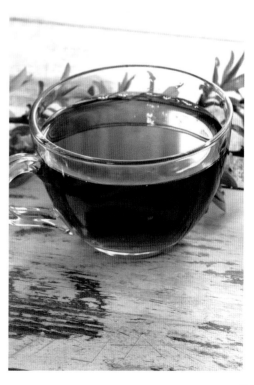

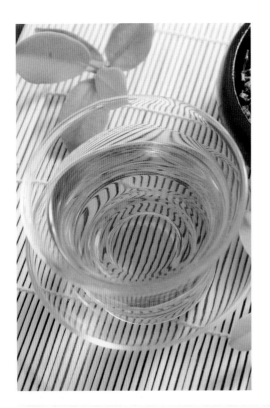

红花蜂蜜茶

材料

红花5克，蜂蜜适量

做法

① 红花装入纱布袋，扎进袋口。

② 将药袋放入壶中，以沸水浸泡5分钟。

③ 待茶稍凉后，放入蜂蜜，搅拌均匀即可饮用。

小贴士

本品活血通经、祛瘀止痛，适用于月经不调、气滞血瘀者饮用。孕妇慎用。

枸杞白菊茶

材料

枸杞5克，杭白菊5克，红糖适量

做法

① 将枸杞、白菊分别洗去浮灰。

② 将洗净后的枸杞、白菊放入茶壶中。

③ 倒入适量沸水，加盖浸泡5分钟。

④ 加入适量红糖，即可饮用。

小贴士

本品清热明目、滋阴养血，适用于心烦、易怒、燥热、月经不调者饮用。

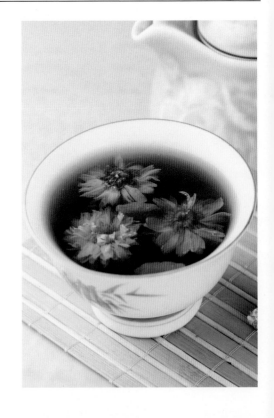

黄芪红枣枸杞茶

材料

黄芪10克，红枣10克，枸杞10克

做法

❶ 将黄芪洗净，将红枣洗净、切开去核。
❷ 用将黄芪、红枣、枸杞放入壶中，倒入适量沸水冲泡，加盖焖5~10分钟。
❸ 饮用茶汤并食用红枣、枸杞。

 小贴士

本品补气补血，适用于气血亏虚、面色暗淡、疲劳乏力、心悸、失眠、多汗、月经不调者饮用。

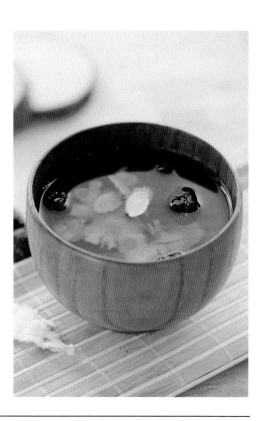

玫瑰益母草茶

材料

玫瑰花8朵，益母草10克，红糖适量

做法

❶ 将益母草洗净，放入锅中，煮沸后再煎煮10~15分钟。
❷ 将玫瑰花放入锅中，再煮5分钟。
❸ 倒入杯中，加入适量红糖搅拌溶化，放置温热后即可饮用。

小贴士

本品理气补血、活血化瘀，适用于月经不调、痛经、面色暗淡、贫血者饮用。

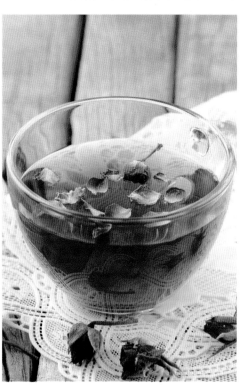

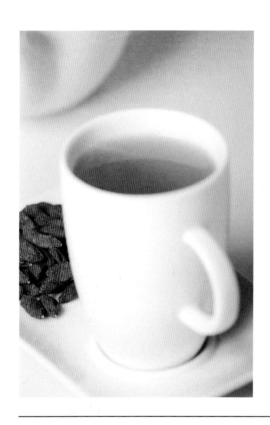

丹参茶

材料

丹参片10克，红枣5颗，枸杞5颗

做法

❶ 将红枣撕开，全部药材洗净，装入纱布袋中，备用。

❷ 将洗净的砂锅加入适量水，放入纱布袋，大火烧开后转小火煮10分钟即可。

❸ 倒入杯中，放置温热后即可饮用。

（小贴士）

丹参具有补血、活血、调经，以及凉血消痛之功效。本品适用于月经不调、痛经严重者饮用。

红糖姜茶

材料

生姜30克，红枣5颗，红糖适量

做法

❶ 将生姜切丝，备用。

❷ 用将红糖、红枣、姜丝放入炖煮的容器中，加入适量的清水。

❸ 盖上盖子，炖煮半个小时即可。

（小贴士）

红糖姜茶有暖宫作用，可让经血通畅，改善痛经症状。

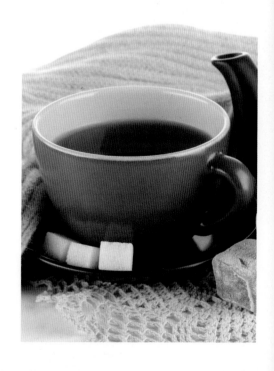

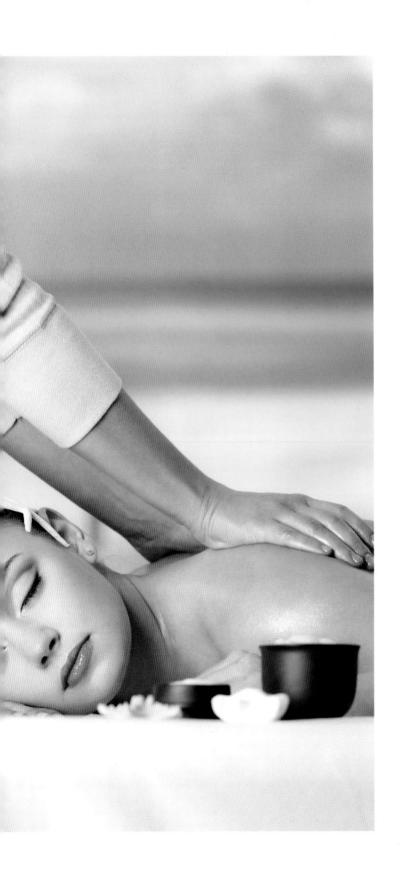

十二大调经要穴，
轻松赶走月经病

现代医学证明，采用适当的中医理疗方法刺激穴位，可促进血液循环，加速代谢产物的排出，提高身体的抵抗力，对月经不调有缓解作用。刺激穴位不仅可以防病保健，还可以改善女性身体亚健康状态。

关元穴 | 调理冲任补元气

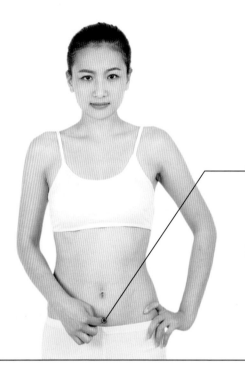

关元穴是调理冲、任两条经脉的要穴，而月经不调多与冲、任二脉的失调有关。另外，关元穴还是人体功效最强大的补穴之一，位于小腹部，对月经不调、痛经、经期腰痛、畏寒怕冷、带下过多等妇科病均有疗效。

穴位定位
位于下腹部，前正中线上，当脐中下3寸。

功效主治
固本培元、导赤通淋。主治月经不调、崩漏、赤白带下、子宫脱垂、阴痒、胞衣不下、产后恶露不尽，以及盆腔炎、附件炎、脱肛等。

调经配伍

关元+三阴交+血海

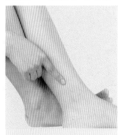

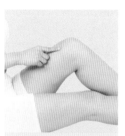

三阴交▶位于足内踝尖上3寸，胫骨内侧缘后方。

血海▶位于髌底内侧端上2寸，当股四头肌内侧头隆起处。

功效： 此三穴配伍具有补益肝肾、健脾利湿、理气活血的功效，能促血新生，调节经量，同时能改善行经期间可能出现的水肿症状。

关元+中极+三阴交

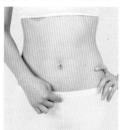

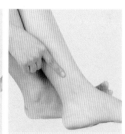

中极▶位于下腹部，前正中线上，当脐中下4寸。

三阴交▶位于足内踝尖上3寸，胫骨内侧缘后方。

功效： 此三穴配伍能温阳理气、化瘀通经，能有效调节寒凝气滞的经量过少、痛经，并能缓解手脚冰冷的症状。

气海穴 | 益气补虚调经带

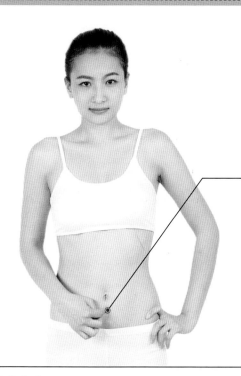

《针灸资生经》曰："气海者，盖人之元气所生也。"气海穴是人体的补气要穴，有益气补虚、调经止带的作用。此穴位为人体任脉上的主要穴位之一，为女子调经要穴，对月经不调、痛经、经闭、崩漏、带下、子宫脱垂、产后恶露不止等妇科疾病均有疗效。

穴位定位

位于下腹部，前正中线上，当脐中下1.5寸。

功效主治

益气助阳、调经固经。主治形体羸瘦、四肢无力、月经不调、痛经、经闭、崩漏、带下过多、子宫脱垂、产后恶露不止等。

调经配伍

气海+关元+三阴交

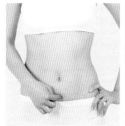
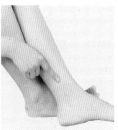

关元▶位于下腹部，前正中线上，当脐中下3寸。

三阴交▶位于足内踝尖上3寸，胫骨内侧缘后方。

功效： 益肝肾、理气调血，能辅助肝肾虚的月经后期、月经过少的女性调经，并缓解小腹隐痛、腰膝酸软等症状。

气海+血海+中极

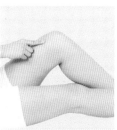
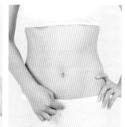

血海▶位于髌底内侧端上2寸，当股四头肌内侧头隆起处。

中极▶位于下腹部，前正中线上，当脐中下4寸。

功效： 益气助阳，主要用以驱寒通经，辅助治疗虚寒型的月经过少、痛经等月经不调症状。

归来穴 | 女子经闭要穴

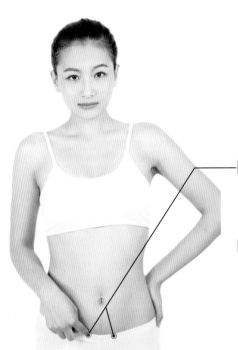

《铜人腧穴针灸图经》中说："归来可治妇人血脏积冷，有调经种子的功能。故可待夫君归来而有子也。"归来穴是治疗女子闭经、不孕的要穴，可以通调阳明经，使体内气血旺盛，有效缓解月经不调、闭经等妇科疾病。

穴位定位

位于下腹部，当脐中下4寸，距前正中线2寸。

功效主治

调经止带、活血化瘀。主治月经不调、经闭、痛经、子宫脱垂、白带过多、阴中寒、不孕、阳痿、睾丸炎、卵巢炎、子宫内膜炎、腹股沟斜疝等。

调经配伍

归来+三阴交+丰隆

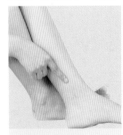

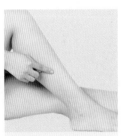

三阴交▶位于足内踝尖上3寸，胫骨内侧缘后方。

丰隆▶位于外踝尖上8寸，距胫骨前缘二横指（中指）。

功效：疏肝活血、祛湿止带，主要用以调经通经，辅助治疗经量少、闭经，也能改善月经不调出现的白带异常情况。

归来+八髎+血海

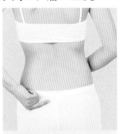

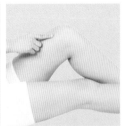

八髎▶位于腰骶孔处，在第一、二、三、四骶后孔中。

血海▶位于髌底内侧端上2寸，当股四头肌内侧头隆起处。

功效：温经散寒、益肾助阳、活血通经，主要用以调理寒凝气滞血瘀的月经不调，并有缓解痛经之效。

子宫穴 | 妇科疾病要穴

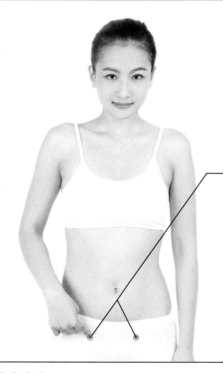

该穴直接以子宫为名，是女性朋友的福穴。刺激子宫穴是直接针对女性生殖器的调理手法，疗效显著，具有活血化瘀、理气止痛的作用。不过，有身孕的女性不宜刺激此穴。

穴位定位

位于下腹部，当脐中下4寸，中极旁开3寸。

功效主治

调经止痛、理气和血。主治月经不调、痛经、妇女不孕症、子宫下垂、功能性子宫出血、子宫内膜炎、盆腔炎、附件炎等。

调经配伍

子宫+关元+血海

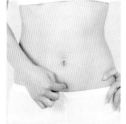 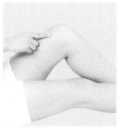

关元▶位于下腹部，前正中线上，当脐中下3寸。

血海▶位于髌底内侧端上2寸，当股四头肌内侧头隆起处。

功效： 以上三个穴位均和人体气血调节有密切关系，搭配进行理疗，调理气血的功效更佳、更全面。

子宫+肾俞+脾俞

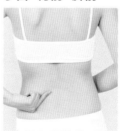 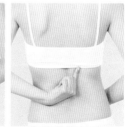

肾俞▶位于腰部，当第二腰椎棘突下，旁开1.5寸。

脾俞▶位于背部，当第十一胸椎棘突下，旁开1.5寸。

功效： 有益肾健脾、理气和血的功效，除了调节月经，也能改善与脾、肾脏疾病相关的症状，如消化不良、腰膝酸软。

肾俞穴 | 补益肾气调经带

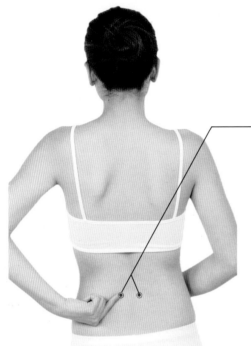

肾俞穴为肾之背俞穴，善于外散肾脏之热，培补肾元。刺激肾俞穴，可补益肾气，肾气旺则经血自充，是治疗闭经要穴，对于肾虚型月经不调症状有良好的疗效。

穴位定位
位于腰部，当第二腰椎棘突下，旁开1.5寸。

功效主治
益肾助阳、调节生殖功能。主治肾炎、肾绞痛、肾下垂、肾盂肾炎、尿道炎、肾结石、糖尿病、支气管哮喘、神经衰弱、神经性耳聋、斑秃、腰部软组织损伤、遗精、白浊、阳痿、早泄、月经不调、痛经、血崩、赤白带下、不孕等病症。

调经配伍

肾俞+命门+中极

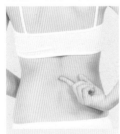 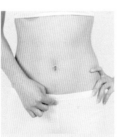

命门▶位于腰部，当后正中线上，第二腰椎棘突下凹陷中。

中极▶位于下腹部，前正中线上，当脐中下4寸。

功效：补肾助阳、温经生血，能改善肾阳不足而出现手足冰冷、腰膝酸软、小便清长等症。

肾俞+太冲+行间

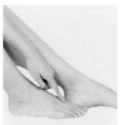 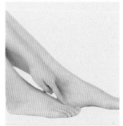

太冲▶位于足背侧，当第一跖骨间隙的后方凹陷处。

行间▶位于足背侧，当第一、二趾间。

功效：益肾温阳、疏肝调血，使经血有充足的来源，并在体内经络正常运行。

命门穴 | 补肾壮阳调经带

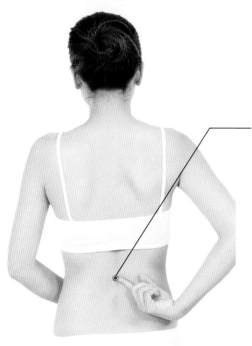

命门穴对两性生殖功能有重要影响，整个人体的生命活动都由其激发和主持。命门火衰的病人，会出现四肢清冷、五更泻、宫寒不孕等虚寒现象。

穴位定位

位于腰部，当后正中线上，第二腰椎棘突下凹陷中。

功效主治

补肾壮阳。主治腰脊神经痛、脊柱炎、急性腰扭伤、小儿麻痹后遗症、前列腺炎、遗精、阳痿、早泄、盆腔炎、子宫内膜炎、赤白带下、肾炎、肾盂肾炎、小便不利、遗尿、白浊、贫血、神经衰弱、头晕耳鸣、小儿惊痫等。

调经配伍

命门+三阴交+血海

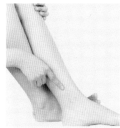
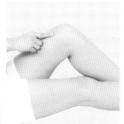

三阴交▶位于足内踝尖上3寸，胫骨内侧缘后方。

血海▶位于髌底内侧端上2寸，当股四头肌内侧头隆起处。

功效： 健脾补肾、养血调经，通过调理脾肾，促血新生，同时使统血摄血正常。

命门+肾俞+中极

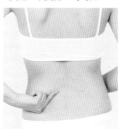
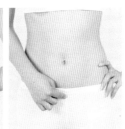

肾俞▶位于腰部，当第二腰椎棘突下，旁开1.5寸。

中极▶位于下腹部，前正中线上，当脐中下4寸。

功效： 补肾填精，同时能改善肾精不足而出现的头晕目眩、腰酸等症。

八髎穴 | 调经止痛理气血

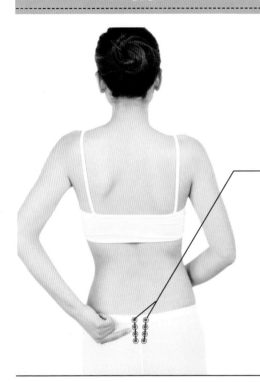

八髎乃支配盆腔内脏器官的神经血管会聚之处，邻近子宫，刺激八髎对子宫也有明显的刺激作用，而妇科的一切疾病，都与子宫紧密相连。经常按揉八髎及整个后腰部，还可有效改善腰腿痛。

穴位定位

位于腰骶孔处，实为上髎、次髎、中髎、下髎，左右共8个，分别在第一、二、三、四骶后孔中。

功效主治

调经止痛、补肾壮阳。主治月经不调、痛经、闭经、带下、子宫脱垂、阳痿、遗精、不孕不育、小便不利、脱肛、痔疮等。

调经配伍

八髎+三阴交+丰隆

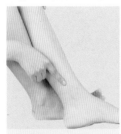 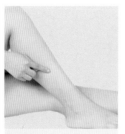

三阴交▶位于足内踝尖上3寸，胫骨内侧缘后方。

丰隆▶位于外踝尖上8寸，距胫骨前缘二横指（中指）。

功效：健脾利湿、温阳化湿，能辅助治疗湿热型月经不调以及带色白、量多的白带异常情况。

八髎+中极+曲骨

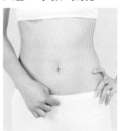 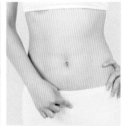

中极▶位于下腹部，前正中线上，当脐中下4寸。

曲骨▶位于下腹部，前正中线上，耻骨联合上缘中点处。

功效：温经散寒、调经止痛，能缓解寒阻经脉而导致的经行腹痛。

血海穴 | 调经统血治妇科病

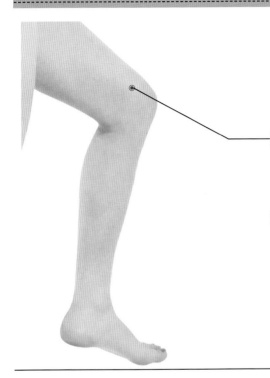

血海穴为脾经的主要穴位之一，脾经所生之血在此聚集。经常刺激血海穴有化血为气、运化脾血的作用，临床上主要用于配合治疗妇科病、血热性皮肤病等病症。

穴位定位

屈膝，位于大腿内侧，髌底内侧端上2寸，当股四头肌内侧头的隆起处。

功效主治

健脾化湿、调经统血。主治月经不调、崩漏、带下、痛经、经闭、产后血晕、功能性子宫出血、睾丸炎、荨麻疹、湿疹、皮肤瘙痒症、神经性皮炎、贫血、便血、尿血、下肢瘫痪、膝关节及其周围软组织炎等。

调经配伍

血海+关元+气海

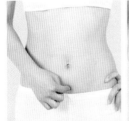

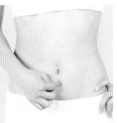

关元▸位于下腹部，前正中线上，当脐中下3寸。

气海▸位于下腹部，前正中线上，当脐中下1.5寸。

功效： 以上三穴搭配，用以调理气血、补虚养血，从而达到调经目的，并且能改善经行血气不足出现的症状。

血海+行间+神门

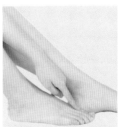

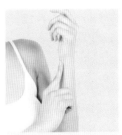

行间▸位于足背侧，当第一、二趾间。

神门▸位于腕掌侧横纹尺侧端，尺侧腕屈肌腱桡侧凹陷处。

功效： 有疏肝解郁、清热安神的作用，调经并辅助改善心情不畅等症状，同时能调节目赤肿痛等肝郁化热的症状。

三阴交穴 | 补益肝肾调经带

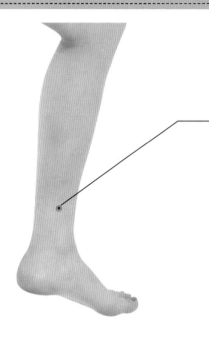

平时常按三阴交穴，可以治疗全身多种不适与病症，尤其对妇科病症有良好的治疗效果，亦有安神之效，可帮助睡眠，是让女性青春永驻的首选穴位。

穴位定位

位于小腿内侧，当足内踝尖上3寸，胫骨内侧缘后方。

功效主治

健脾利湿、补益肝肾。主治急慢性肠胃炎、细菌性痢疾、功能性子宫出血、子宫下垂、月经失调、痛经、带下、更年期综合征、阴道炎、盆腔炎、前阴瘙痒、胎位异常、难产、肾炎、肾盂肾炎、尿潴留、尿失禁、遗尿、性功能减退、高血压、神经衰弱、下肢神经痛等。

调经配伍

三阴交+中极+天枢

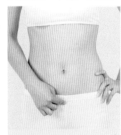

中极▶位于下腹部，前正中线上，当脐中下4寸。

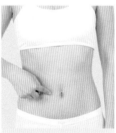

天枢▶位于腹中部，距脐中2寸。

功效：有补肾健脾、温阳祛湿的功效，能通过促进血液的生化来调经，还能改善胃口不佳、水肿等不适表现。

三阴交+行间+脾俞

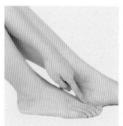

行间▶位于足背侧，当第一、二趾间。

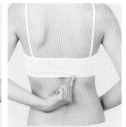

脾俞▶位于背部，当第十一胸椎棘突下，旁开1.5寸。

功效：通过健脾疏肝起到调经作用，也能辅助改善眩晕、耳鸣、食欲不佳等症状。

太冲穴 | 补心脾养血安神

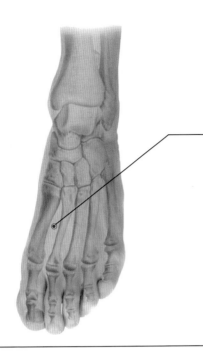

太冲穴为足厥阴肝经上的重要穴道之一，为肝经之原穴。肝为"将军之官"，主怒，肝火旺盛得不到发泄，人就容易发怒生气。怒大伤肝肾，刺激太冲穴可疏肝理气、通调三焦，使人心平气和，养护肝脏健康，远离疾病困扰。

穴位定位

位于足背侧，当第一跖骨间隙的后方凹陷处。

功效主治

疏肝养血、清利下焦。主治高血压、肝炎、胆囊炎、神经衰弱、肋间神经痛、血小板减少症、乳腺炎、月经不调、功能性子宫出血、子宫收缩不全、痛经、经闭、带下、崩漏、难产等。

调经配伍

太冲+八髎+期门

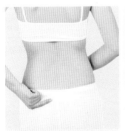 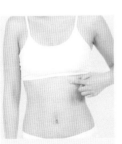

八髎▶左右共8个，分别在第一、二、三、四骶后孔中。　**期门**▶位于胸部，第六肋间隙，前正中线旁开4寸。

功效： 通过疏肝理气起到调经止痛的效果，也有一定通利小便、清湿热的功效。

太冲+关元+三阴交

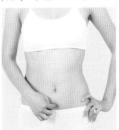 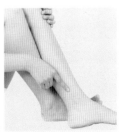

关元▶位于下腹部，前正中线上，当脐中下3寸。　**三阴交**▶位于足内踝尖上3寸，胫骨内侧缘后方。

功效： 通过健脾疏肝、理气和血来调理月经，并能改善脾胃消化的功能。

隐白穴 | 治月经过多、崩漏要穴

刺激隐白穴可调控脾经气血，是治疗月经过多、崩漏的要穴。艾炷直接灸隐白穴可治功能性子宫出血，具有疗程短、疗效显著且无不良反应、停灸后维持时间长等特点，不失为一种治崩漏的好方法。

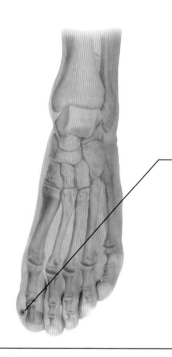

穴位定位
位于足大趾末节内侧，距趾甲角0.1寸（指寸）。

功效主治
调经统血、健脾回阳。主治上消化道出血、功能性子宫出血、子宫肌痉挛、崩漏、带下、急慢性肠胃炎、精神分裂症、神经衰弱、休克等。

调经配伍

隐白+气海+血海

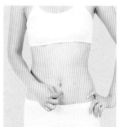

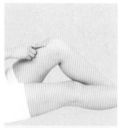

气海▶位于下腹部，前正中线上，当脐中下1.5寸。

血海▶位于髌底内侧端上2寸，当股四头肌内侧头隆起处。

功效：通过健脾、统调气血起到调经作用，并能改善呕吐、消化不良、脾胃虚寒等不适症状。

隐白+丰隆+三阴交

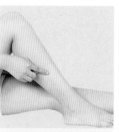

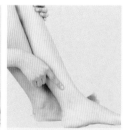

丰隆▶位于外踝尖上8寸，距胫骨前缘二横指（中指）。

三阴交▶位于足内踝尖上3寸，胫骨内侧缘后方。

功效：有健脾祛湿、止带的作用，辅助治疗月经不调伴随的白带异常情况。

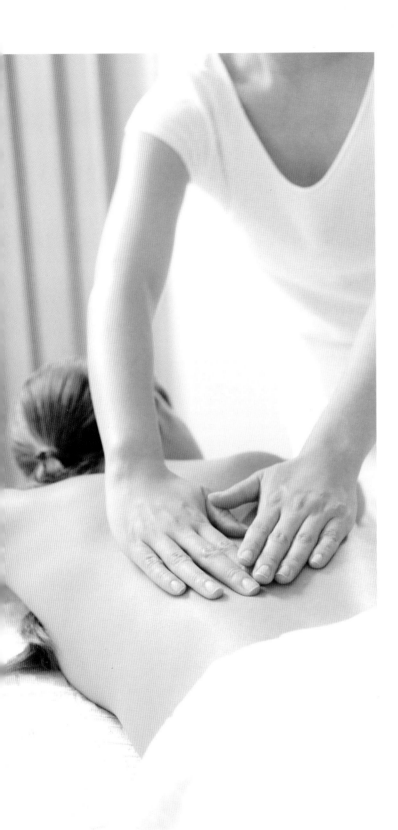

中医内调外治
10大月经病

本章将结合月经不调的10种类型，详细介绍如何从内外两方面综合调理月经。月经不调的女性不但可根据具体症状选取其中合适的食材和药材来由内调养身体，还可选取合适的穴位进行外部理疗调理。

月经先期

月经先期是以月经周期比正常提前为主要表现的月经病。月经周期提前7天以上，甚至10余天者称为"月经先期"，亦称"经期超前""经行先期"或"经早"。如仅提前3~5天，且无其他明显症状者，属正常范围。若偶然超前一次者，亦不作为月经先期病论。

诊断

①月经提前7天以上来潮，并非偶然1次，连续出现2个周期以上，有典型症状，月经周期短于21天，有规律。

②基础体温双相，卵泡期短，仅7~8天，或黄体期短于10天，或排卵后体温上升缓慢，不足0.3℃。

③子宫内膜活检分泌反应差，或仍停留在早期分泌阶段。

鉴别诊断

①排卵期出血：发生于两次月经中间，出血量少于月经量，或白带中夹血，基础体温测定，出血发生于体温由低向高转化时期。

②黄体功能不健：由于黄体发育不良，提早萎缩，故表现为月经周期短、提前来潮，有时伴月经量增多、流产、不孕等症。基础体温呈双相，黄体期体温持续时间短，血内分泌检查黄体酮水平降低。

③慢性盆腔炎：常导致卵巢功能失调，表现为月经失调，经常下腹一侧或双侧疼痛、腰酸、带多，或低热。妇科检查时下腹双侧有压痛，附件增厚或有包块，盆腔B超提示附件区有界限不清之包块或增厚粘连组织。

饮食宜忌

宜

月经先期证属气虚者应进食滋补性药材和食物，如党参、当归、山药、黄芪、白术、乌鸡、土鸡、鸽肉、羊肉、桂圆、红枣等。

证属血瘀者，饮食以活血、补血为主，可选当归、三七、益母草、鳝鱼等。

证属虚热者，饮食宜清补，可食用熟地、黄精、女贞子、百合、甲鱼、干贝、鱼类、瘦肉类、兔肉、黑米、银耳、桑葚、芝麻、芹菜等。

忌

少食寒凉生冷食物，以免耗气损阳、加重月经不调症状。忌食滋腻、温热动火之物，如狗肉、羊肉、花椒、辣椒等。

方药
调治

脾气虚

症状 月经提前，量多、色淡、质稀，倦怠乏力，气短懒言，食欲不振，舌淡或边有齿痕、苔薄白，脉虚缓。

药方 补中益气汤

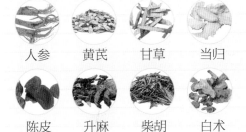

人参　　黄芪　　甘草　　当归

陈皮　　升麻　　柴胡　　白术

肾气虚

症状 月经先期，量少、色暗、质稀，腰膝酸软，头晕耳鸣，面色晦暗，舌质淡、苔薄白，脉沉细。

药方 固阴煎

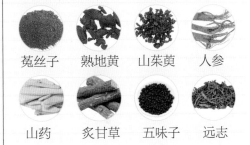

菟丝子　熟地黄　山茱萸　人参

山药　　炙甘草　五味子　远志

阳盛血热

症状 月经提前，量多、色鲜红或紫红、质黏稠，身热面赤，口渴欲冷饮，小便短黄，大便干结，舌质红、苔黄，脉滑数。

药方 清经散

肝郁血热

症状 月经先期，量时多时少、色暗、有血块，伴小腹胀痛，心烦易怒，口干口苦，舌质红、苔薄黄，脉弦数。

药方 丹栀逍遥散

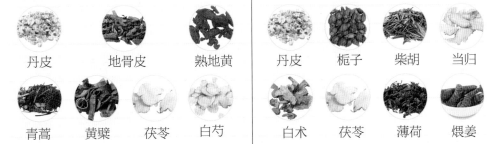

丹皮　　地骨皮　　熟地黄

青蒿　　黄檗　　茯苓　　白芍

丹皮　　栀子　　柴胡　　当归

白术　　茯苓　　薄荷　　煨姜

中医理疗

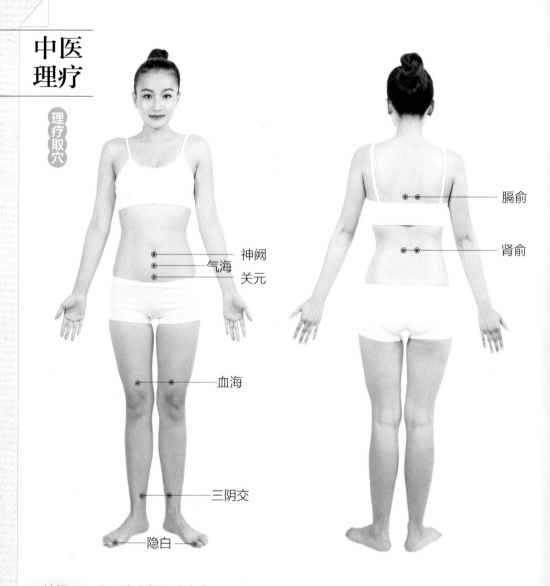

神阙　　　气海　　　神阙　关元

血海

三阴交

隐白

膈俞

肾俞

神阙	位于腹中部，脐中央。
气海	位于下腹部，前正中线上，当脐中下1.5寸。
关元	位于下腹部，前正中线上，当脐中下3寸。
血海	屈膝，位于大腿内侧，髌底内侧端上2寸，当股四头肌内侧头隆起处。
三阴交	位于小腿内侧，当足内踝尖上3寸，胫骨内侧缘后方。
隐白	位于足大趾末节内侧，距趾甲角0.1寸（指寸）。
膈俞	位于背部，当第七胸椎棘突下，旁开1.5寸。
肾俞	位于腰部，当第二腰椎棘突下，旁开1.5寸。

按摩理疗

按摩以下穴位可以培肾固本、补气回阳，改善周身血液循环，防治月经先期。

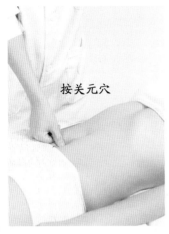

按关元穴

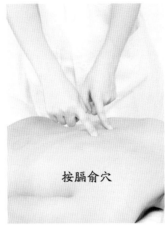

按膈俞穴

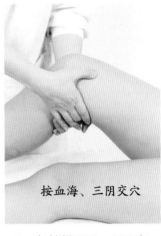

按血海、三阴交穴

1 按揉5分钟，再摩腹5分钟，可暖宫补肾、调经止带。

2 推按100～200次，可健脾统血、活血通脉，治疗贫血。

3 各按揉100～200次，可疏肝理气、活血化瘀，治疗月经不调。

艾灸理疗

灸以下穴位可以改善血液循环，减轻外周血管阻力，增加肾血流量，防治月经不调。

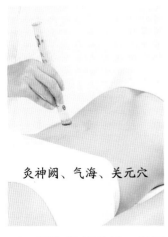

灸神阙、气海、关元穴

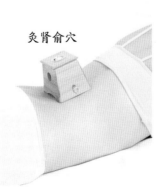

灸肾俞穴

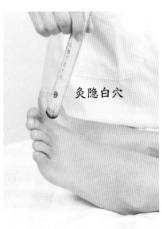

灸隐白穴

1 回旋灸10分钟，以局部有温热感为宜，可调经固精、补气养血。

2 温和灸10分钟，以穴位皮肤潮红为度，可温补肾阳。

3 温和灸5分钟，以有温热感为宜，可调经统血、活血止血。

月经后期

月经后期是指月经周期延后7天以上，甚至3～5个月，连续两个周期以上。青春期月经初潮后一年内，或更年期，周期时有延后，而无其他证候者，不作病论。若每次延后3～5天，或偶然延后一次，下次仍如期来潮，均不作为月经后期定论。

诊断

①患者禀赋不足，或有感寒饮冷、情志不遂史。

②月经延后7天以上，甚至3～5个月行经一次，可伴有经量及经期的异常，一般认为需连续出现两个月经周期以上。

鉴别诊断

①早孕：育龄妇女月经过期，应首先排除妊娠的可能。早孕者，有早孕反应，妇科检查宫颈着色，子宫体增大、变软，妊娠试验阳性，B超检查可见子宫腔内孕囊。月经后期者则无以上表现，且以往多有月经失调病史。

②妊娠期出血：若以往月经周期正常，本次月经延后又伴有阴道出血，有性生活史，未避孕，伴恶心、呕吐、乳房胀痛、小腹疼痛等，应注意与胎漏、胎动不安、异位妊娠（宫外孕）相鉴别。

③慢性盆腔炎：慢性盆腔炎常导致卵巢功能失调，表现为月经失调，经常下腹一侧或双侧疼痛、腰酸、带多，或低热。妇科检查时下腹双侧有压痛，附件增厚或有包块，盆腔B超提示附件区有界限不清之包块或增厚粘连组织。

饮食宜忌

宜

月经后期证属血虚者应选择补气血的药材和食材，如当归、熟地、白芍、益母草、鸡血藤、桂圆、猪肝、猪心、红糖、干荔枝等。

气滞型患者应选行气活血的药材和食材，如香附、延胡索、柴胡、枳实、佛手等。

证属血寒者应选择温经散寒的药材和食材，如艾叶、干姜、炮姜、吴茱萸、川芎、肉桂、当归、羊肉、牛肉、茴蒿、洋葱等。

忌

避免食用过酸和刺激性较大的食品，如山楂、醋、辣椒、芥末等。

患者经期忌食寒凉生冷食物，如凉拌菜、冷饮、西瓜、绿豆等。

中医调治

肾气虚

症状 周期延后，量少、色暗淡、质清稀，腰膝酸软，头晕耳鸣，面色晦暗，或面部暗斑，舌淡、苔薄白，脉沉细。

药方 当归地黄饮

当归　　熟地黄　　山茱萸　　山药

杜仲　　怀牛膝　　甘草

血虚

症状 周期延后，量少、色淡红、质清稀，小腹痛，或头晕眼花，心悸少寐，面色无华，舌质淡红，脉细弱。

药方 大补元煎

人参　　山药　　熟地黄　　杜仲

当归　　山茱萸　　枸杞　　炙甘草

虚寒

症状 经期延后，量少、色淡质稀，小腹隐痛，喜热喜按，腰酸无力，小便清长，大便稀溏，面色㿠白，舌淡、苔白，脉沉迟无力。

药方 温经汤《金匮要略》

当归　　吴茱萸　　桂枝　　白芍

川芎　　生姜　　丹皮　　半夏

实寒

症状 月经先期，量时多时少、色暗、有血块，伴小腹胀痛，心烦易怒，口干口苦，舌质红、苔薄黄，脉弦数。

药方 温经汤《妇人大全良方》

当归　　川芎　　芍药　　桂心

丹皮　　莪术　　人参　　甘草

中医理疗

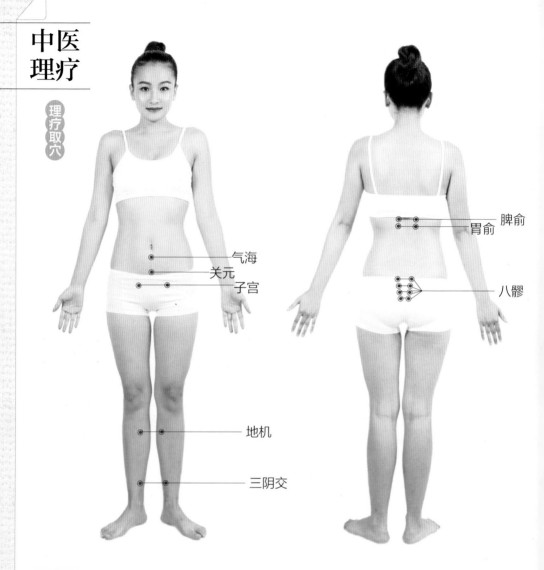

气海 关元 子宫 地机 三阴交 脾俞 胃俞 八髎

气海	位于下腹部，前正中线上，当脐中下1.5寸。
关元	位于下腹部，前正中线上，当脐中下3寸。
子宫	位于下腹部，当脐中下4寸，中极旁开3寸。
地机	位于小腿内侧，当足内踝尖与阴陵泉的连线上，阴陵泉下3寸。
三阴交	位于小腿内侧，当足内踝尖上3寸，胫骨内侧缘后方。
脾俞	位于背部，当第十一胸椎棘突下，旁开1.5寸。
胃俞	位于背部，当第十二胸椎棘突下，旁开1.5寸。
八髎	位于腰骶孔处，实为上髎、次髎、中髎、下髎，左右共8个。

按摩理疗

按摩以下穴位有健脾和胃、补气养血、行气活血之效，有助于促进血液循环，防治月经后期。

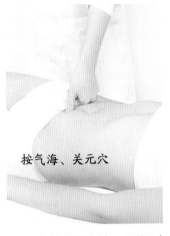

按气海、关元穴

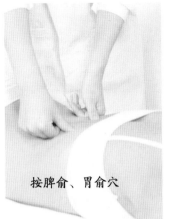

按脾俞、胃俞穴

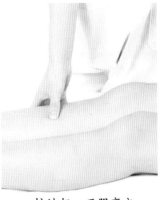

按地机、三阴交穴

1 各按揉3分钟，再顺时针摩腹5分钟，可补气养血、行气活血。

2 从下向上推按100~200次，可健脾和胃、扶脾统血，治疗子宫疾病。

3 各按揉200次，可调经止带、理血行水，治疗月经不调、阴道炎。

艾灸理疗

灸以下穴位有调经理气、益肾活血之功，有助于暖宫，促进血液循环，防治月经后期。

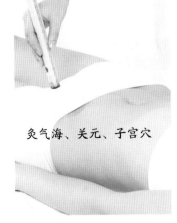

灸气海、关元、子宫穴

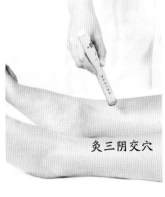

灸三阴交穴

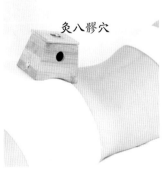

灸八髎穴

1 温和灸10分钟，以腹部温热舒适为宜，可调经理气。

2 温和灸10分钟，可健脾理血、益肾平肝，治疗功能性子宫出血。

3 温和灸10分钟，可调理下焦、活血调经、暖胞宫，治疗赤白带下。

月经先后无定期

月经不按正常周期来潮，或提前，或延后7天以上，且连续3个月经周期者，称为月经先后无定期。如仅提前或错后3～5天，不作月经先后无定期病论。青春期初潮后1年内及更年期月经先后无定期者，如无其他证候，可不予治疗。月经先后无定期若伴有经量增多及经期紊乱，常可发展为崩漏。

诊断

①患者有七情内伤或慢性疾病等病史。

②月经不按周期来潮，提前或延后7天以上，并连续出现3个周期以上，一般经期正常、经量不多。

③内分泌激素测定，常可表现为黄体不健或伴催乳素升高。

鉴别诊断

①崩漏：月经先后无定期以月经紊乱为特征，一般经期正常，经量不多。崩漏则以月经周期、经期、经量均发生严重紊乱为特征的病症，除见周期紊乱，并见同时出现阴道出血量多如注，或淋漓不断。

②妊娠：对月经先后无定期的育龄期妇女，当月经周期延后时，当与妊娠鉴别，B超检查可确诊。

饮食宜忌

宜

月经先后无定期证属肝郁型患者，应选砂仁、佛手、山楂、香附、郁金、益母草、当归、合欢皮、白芍、柴胡、玫瑰花、茉莉花、鳝鱼、动物肝脏、枸杞、芹菜等。

证属肾虚型患者，应选滋阴补肾、活血化瘀的药材和食材，如首乌、熟地、山茱萸、鸽肉、乌鸡、牛肉、甲鱼、墨鱼、龟肉、鲍鱼、海参、牡蛎、芝麻、核桃、桑葚、葡萄等。

月经期应增加维生素和微量元素的摄入，维生素B_6可减轻焦虑和忧郁，食物来源有肉类、全谷类、绿叶蔬菜等。

忌

患者平常忌吃冰镇食物，少吃寒凉生冷的食物，如冰淇淋、西瓜等。

中医调治

肝郁型

症状 经行不畅，经期或前或后，经量或多或少、色紫红或暗红、有血块，胸胁、乳房及小腹胀痛，喜叹息，苔薄黄，脉弦。

药方 逍遥散

| 柴胡 | 白术 | 茯苓 | 当归 | 白芍 | 薄荷 | 煨姜 |

肾虚型

症状 经期或前或后，月经量少、色淡暗、质稀，头晕耳鸣，腰骶酸痛，舌淡、苔薄，脉沉细。

药方 固阴煎

| 菟丝子 | 熟地黄 | 山茱萸 | 人参 |

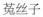

| 山药 | 炙甘草 | 五味子 | 远志 |

脾虚型

症状 经行或先或后，量多、色淡质稀，神倦乏力，脘腹胀满，纳呆食少，舌淡、苔薄，脉缓。

药方 归脾汤

| 白术 | 人参 | 黄芪 | 当归 |

| 甘草 | 茯苓 | 远志 | 酸枣仁 |

中医理疗

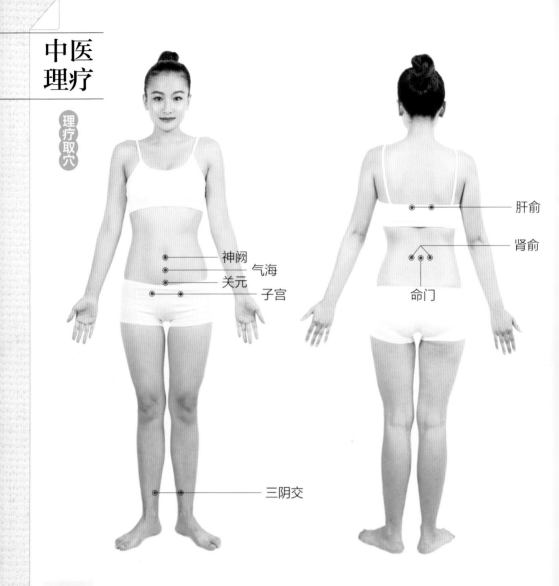

神阙　气海
关元
子宫

三阴交

肝俞
肾俞
命门

神阙	位于腹中部，脐中央。
气海	位于下腹部，前正中线上，当脐中下1.5寸。
关元	位于下腹部，前正中线上，当脐中下3寸。
子宫	位于下腹部，当脐中下4寸，中极旁开3寸。
三阴交	位于小腿内侧，当足内踝尖上3寸，胫骨内侧缘后方。
肝俞	位于背部，当第九胸椎棘突下，旁开1.5寸。
肾俞	位于腰部，当第二腰椎棘突下，旁开1.5寸。
命门	位于腰部，当后正中线上，第二腰椎棘突下凹陷中。

按摩理疗

按摩以下穴位可以调经止带、补肾益肾，改善月经先后无定期。

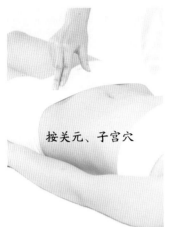

按关元、子宫穴

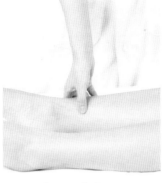

按三阴交穴

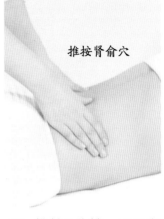

推按肾俞穴

1 各按揉5分钟，再摩腹5分钟，可补中气、固摄胞宫。

2 按揉200次，可疏肝理气、活血化瘀，治疗盆腔炎、阴道炎。

3 推按2分钟，可调肾气、补肾阳，治疗月经先后无定期。

艾灸理疗

灸以下穴位可以培元补肾、固涩精关，改善月经不调。

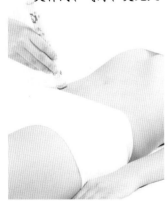

灸神阙、气海、关元穴

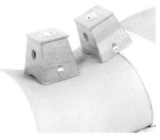

灸肾俞、肝俞、命门穴

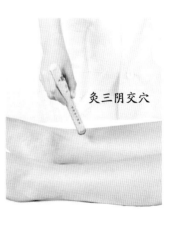

灸三阴交穴

1 回旋灸10分钟，可回阳固脱、通经行气，治疗子宫疾病。

2 温和灸10分钟，可清肝利胆、养血补肾，治疗宫寒。

3 温和灸5分钟，可调补肝肾，治疗月经先后无定期。

经期延长

　　月经延长又称为经期延期，表现为月经周期基本正常，行经时间超过7天以上，甚或淋漓半月方净者。西医学中排卵性功能失调性子宫出血病的黄体萎缩不全、盆腔炎、子宫内膜炎、子宫内膜息肉等疾病及宫内节育环所引起的经期延长符合本定义者，可参照本病治疗。

诊断

　　①行经时间超过7天以上，甚至淋漓半月方净，月经周期基本正常，或伴有经量增多，可伴有下腹痛、腰骶痛、白带增多或赤带、黄带等症。

　　②患者有七情内伤或盆腔炎症病史，或有上环手术史。

　　③慢性盆腔炎者，妇科检查有宫体压痛，附件增粗、压痛等阳性体征；功能失调性子宫出血者，则无明显器质性病变。

鉴别诊断

　　①崩漏：漏下者阴道流血淋漓不断，易与经期延长混淆。其鉴别要点是漏下，除阴道流血淋漓不断，甚者延续数十日或数月不等之外，尚有月经周期紊乱。本病行经时间虽在7天以上，但往往在2周之内自然停止，且月经周期正常。

　　②生殖器官恶性肿瘤：阴道会出现不规则出血症状，阴道分泌物增多伴有恶臭，多见于中老年妇女，通过宫颈刮片和分段刮宫后病理检查可以确诊。

饮食宜忌

宜

　　证属气虚型者应选补气摄血的药材和食材，如黄芪、党参、西洋参、白术、山药、乌鸡、乳鸽、牛肉、红糖、大枣、猪肚、鲫鱼、小米、干荔枝、龙眼肉、奶类、蛋类等。

　　证属血瘀型者应选择活血化瘀的药材和食材，如当归、益母草、丹参、田七、桃仁、五灵脂、川芎、红花、延胡索、墨鱼、甲鱼、乌鸡、鳝鱼、黑木耳、葡萄、樱桃等。

　　证属血热型者应选凉血止血的药材和食材，如赤芍、生地、小蓟、槐花、藕、白茅根、丹皮、茄子、黑木耳、甲鱼、墨鱼、绿豆、赤小豆、苋菜、马齿苋、木耳菜等。

忌

　　少食寒凉生冷食物，忌食羊肉、狗肉、辣椒、花椒等燥热性食物。

中医调治

气虚证

症状 经行时间延长，量多、经色淡红、质稀，肢倦神疲，气短懒言，面色㿠白，舌淡、苔薄，脉缓弱。

药方 举元煎

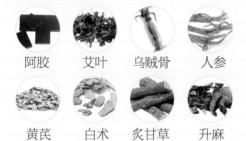

| 阿胶 | 艾叶 | 乌贼骨 | 人参 |
| 黄芪 | 白术 | 炙甘草 | 升麻 |

虚热证

症状 经行时间延长，量少、经色鲜红、质稠，咽干口燥，潮热面红，手足心热，大便燥结，舌红、苔少，脉细数。

药方 两地汤合二至丸

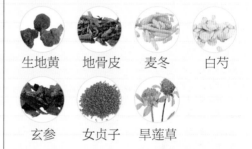

| 生地黄 | 地骨皮 | 麦冬 | 白芍 |
| 玄参 | 女贞子 | 旱莲草 | |

湿热证

症状 经行时间延长，量不多、色暗如败酱、质黏腻，或带下量多、色赤白或黄，或下腹热痛，舌红、苔黄腻，脉濡数。

药方 固经丸

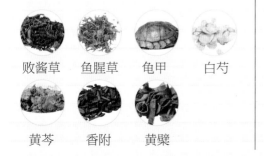

| 败酱草 | 鱼腥草 | 龟甲 | 白芍 |
| 黄芩 | 香附 | 黄檗 | |

血瘀证

症状 经行时间延长，量或多或少，经色紫暗、有块，经行小腹疼痛、拒按，舌质紫暗或有瘀点，脉弦涩。

药方 桃红四物汤合含笑散

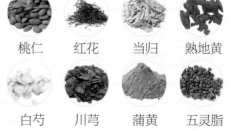

| 桃仁 | 红花 | 当归 | 熟地黄 |
| 白芍 | 川芎 | 蒲黄 | 五灵脂 |

中医理疗

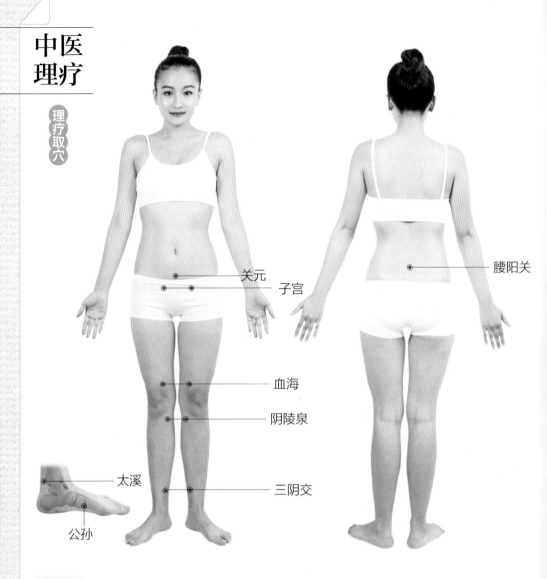

关元
子宫
血海
阴陵泉
太溪
三阴交
公孙
腰阳关

关元	位于下腹部，前正中线上，当脐中下3寸。
子宫	位于下腹部，当脐中下4寸，中极旁开3寸。
血海	屈膝，位于大腿内侧，髌底内侧端上2寸，当股四头肌内侧头隆起处。
阴陵泉	位于小腿内侧，胫骨内侧髁下缘与胫骨内侧缘之间的凹陷中。
三阴交	位于小腿内侧，当足内踝尖上3寸，胫骨内侧缘后方。
公孙	位于足内侧第一跖骨基底的前缘，赤白肉际处。
太溪	位于足内侧，内踝后方，当内踝尖与跟腱之间的凹陷处。
腰阳关	位于腰部，当后正中线上，第四腰椎棘突下凹陷中。

按摩理疗

按摩以下穴位可以温肾壮阳、滋阴益肾，治疗经期延长、痛经等。

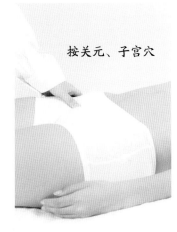

按关元、子宫穴

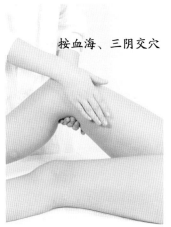

按血海、三阴交穴

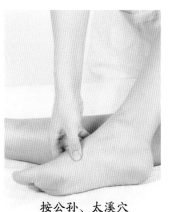

按公孙、太溪穴

1 各按揉5分钟，可清热利湿、培补元气，治疗妇科病。

2 各按揉3分钟，可调经统血，治疗闭经、经期延长。

3 各掐按20～30次，可调冲任、活脉络，治疗子宫内膜炎。

刮痧理疗

刮拭以下穴位可以祛寒湿、行气血，治疗经期延长、月经不调。

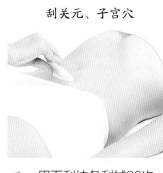

刮关元、子宫穴

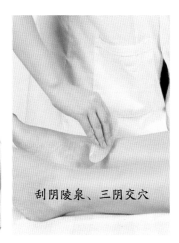

刮阴陵泉、三阴交穴

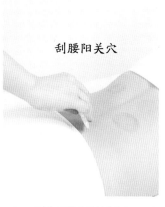

刮腰阳关穴

1 用面刮法各刮拭30次，可不出痧，可清热、排毒、通经。

2 用面刮法各刮拭30次，可益肾调经、通经活络，治疗月经不调。

3 用角刮法刮拭30～50次，可温经散寒、行气通经，治疗赤白带下。

经间期出血

经间期出血是指排卵期出现周期性子宫少量出血为主要表现的疾病。若出血期长，血量增多，不及时治疗，进一步发展可致崩漏。多发于育龄妇女。尤其多见于产后或流产后。本病相当于西医学排卵期出血。

诊断

①多见于育龄妇女，尤多见于产后或流产后。

②两次月经中间，一般在周期的第12~16天出现规律性的少量阴道出血，出血持续2~3日或数日，可伴有腰酸、小腹两侧或一侧胀痛、乳胀，及白带增多、质地透明如蛋清样或赤白带下。

③月经周期正常，妇科检查无特殊异常。

④基础体温测定显示，低高温相交替时出现少量阴道出血。

鉴别诊断

①月经过少：一般周期正常，仅行经期月经量少。

②崩漏：经期紊乱，出血量多或淋漓不尽。

③月经先期：月经周期提前且非两次月经之间，经量正常或较多。

饮食宜忌

宜

肾阴虚型患者宜选择滋阴补肾的药材和食材，如熟地、女贞子、黄精、百合、墨旱莲、枸杞、山药、桑葚、黑豆、黑芝麻、猪蹄、猪肾、银耳、葡萄、樱桃、猕猴桃、马蹄等。

脾虚型患者宜选择健脾益气的药材和食材，如砂仁、黄芪、白术、茯苓、人参、党参、红豆、扁豆、薏米、小米、黑米、鸡肉、牛肉、鱼油、桂圆等。

湿热型经间期出血的患者宜选择清热利湿、凉血止血的药材和食材，如生地、丹皮、玄参、赤芍、白茅根、槐花、马齿苋、川楝子、莲藕等。

忌

忌食生葱、生蒜、韭菜等刺激运火之物。

中医调治

湿热证

症状 两次月经中间，阴道出血量稍多、色深红、质黏腻、无血块，平时带下量多色黄，小腹压时痛，神疲乏力，骨节酸楚，胸闷烦躁，口苦咽干，纳呆腹胀，小便短赤，舌质红、苔黄腻，脉细弦或滑数。

药方 清肝止淋汤

| 当归 | 白芍 | 生地黄 | 丹皮 | 黄檗 | 牛膝 | 制香附 | 黑豆 |

肾阴虚

症状 两次月经中间，阴道少量出血或稍多、色鲜红、质稍稠，头晕腰酸，夜寐不宁，五心烦热，小便困难，尿色黄，舌体偏小质红，脉细数。

药方 两地汤合二至丸

| 生地黄 | 地骨皮 | 玄参 | 麦冬 |

| 阿胶 | 白芍 | 女贞子 | 旱莲草 |

血瘀证

症状 经间期出血量少或多少不一、色紫黑或有血块，小腹两侧或一侧胀痛或刺痛，情志抑郁，胸闷烦躁，舌质紫或有紫斑，脉细弦。

药方 逐瘀止血汤

| 生地黄 | 大黄 | 赤芍 | 丹皮 |

| 归尾 | 枳壳 | 桃仁 | 龟甲 |

中医
理疗

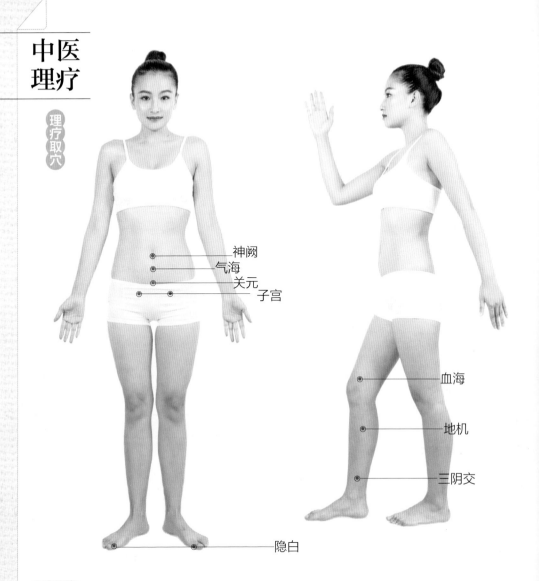

神阙
气海
关元
子宫

血海

地机

三阴交

隐白

神阙	位于腹中部，脐中央。
气海	位于下腹部，前正中线上，当脐中下1.5寸。
关元	位于下腹部，前正中线上，当脐中下3寸。
子宫	位于下腹部，当脐中下4寸，中极旁开3寸。
血海	屈膝，位于大腿内侧，髌底内侧端上2寸，当股四头肌内侧头隆起处。
地机	位于小腿内侧，当足内踝尖与阴陵泉的连线上，阴陵泉下3寸。
三阴交	位于小腿内侧，当足内踝尖上3寸，胫骨内侧缘后方。
隐白	位于足大趾末节内侧，距趾甲角0.1寸（指寸）。

按摩理疗

按摩以下穴位可以舒经活络、调血统血，改善经间期出血情况。

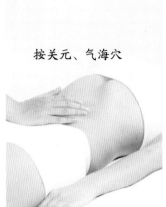

按关元、气海穴

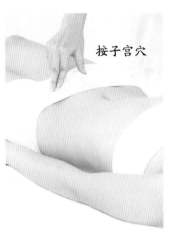

按子宫穴

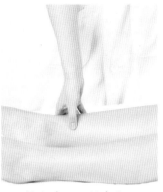

按血海、三阴交穴

1 按揉各2分钟，再摩腹5分钟，可调理冲任，治疗经间期出血。

2 按揉2分钟，以腹部温热舒适为宜，可治疗子宫疾病。

3 各按揉2~3分钟，有酸胀感为宜，可调补肝脾肾，治疗妇科病。

艾灸理疗

灸以下穴位可以温经散寒、活血化瘀，治疗经间期出血、月经不调。

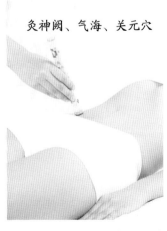

灸神阙、气海、关元穴

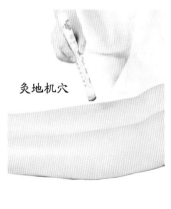

灸地机穴

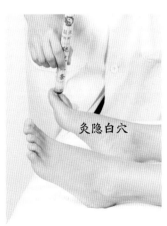

灸隐白穴

1 回旋灸10分钟，可培元固本、补肾阳，治疗月经不调、带下。

2 温和灸5分钟，可调经止带、补益气血，治疗痛经、月经不调。

3 温和灸5分钟，可益气活血止血，治疗功能性子宫出血、血崩。

月经过多

月经过多又称经水过多，月经量较正常明显增多，而周期基本正常者。一般认为月经量以30～50毫升为宜，超过80毫升为月经过多。本病相当于西医的排卵型功能失调性子宫出血病。本病多见于育龄期妇女，亦可见于人工流产后、安放宫内节育器后的前几个月。

诊断

①月经量明显增多，但在一定时间内能自然停止。

②月经周期、经期一般正常，也可见月经提前或延后，或行经时间延长。

③病程长者，可有血虚之象，或伴有痛经、不孕等病症。

④可有大病久病、精神刺激、饮食失宜、经期或产后感邪、房事不禁史，或宫内节育器避孕史。

鉴别诊断

①崩漏：大量阴道出血时的症状与月经过多相似，但崩漏的出血无周期性，同时伴有出血时间长，淋漓日久不能自止，与月经过多而周期正常或经期正常显然不同，结合病史及有关检查可以明确诊断。

②暗产：孕后不久而自然流产，出血量较以往增多，且有腹痛，经检查有胚胎组织流出，尿妊免试验可为阳性。

饮食宜忌

宜

证属气虚型者应选补气摄血的药材和食材，如黄芪、党参、西洋参、白术、山药、乌鸡、乳鸽、牛肉、红糖、大枣、猪肚、鲫鱼、小米、干荔枝、龙眼肉、奶类、蛋类等。

证属血瘀型者应选择活血化瘀的药材和食材，如当归、益母草、丹参、田七、桃仁、五灵脂、川芎、红花、延胡索、墨鱼、甲鱼、乌鸡、鳝鱼、黑木耳、葡萄、樱桃等。

证属血热型者应选凉血止血的药材和食材，如赤芍、生地、小蓟、槐花、藕节、白茅根、丹皮、茄子、黑木耳、甲鱼、墨鱼、绿豆、赤小豆、苋菜、马齿苋、木耳菜等。

忌

少食寒凉生冷食物，忌食羊肉、狗肉、辣椒、花椒等燥热性食物。

中医调治

气虚证

症状 经行量多、色淡红、质清稀，神疲肢倦，气短懒言，小腹空坠，面色㿠白，舌淡、苔薄，脉细弱。

药方 举元煎加阿胶、艾叶、炮姜

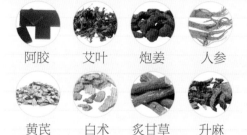

阿胶　　艾叶　　炮姜　　人参

黄芪　　白术　　炙甘草　升麻

血热证

症状 经行量多、色鲜红或深红、质黏稠或有小血块，伴口渴心烦，尿黄便结，舌红、苔黄，脉滑数。

药方 保阴煎

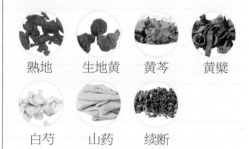

熟地　　生地黄　黄芩　　黄檗

白芍　　山药　　续断

血瘀证

症状 经行时间延长，量或多或少、经色紫暗、有血块，小腹疼痛、拒按，舌质紫暗或有瘀点，脉弦涩。

药方 桃红四物汤加三七、茜草

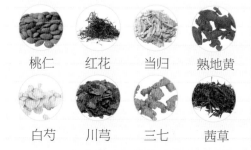

桃仁　　红花　　当归　　熟地黄

白芍　　川芎　　三七　　茜草

痰湿证

症状 月经过多、质黏稠，形体肥胖，胸闷泛恶，食少多痰，头身困重，带下多，苔白腻，脉濡或滑。

药方 苍附导痰汤加减

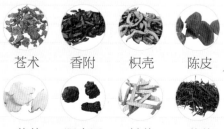

苍术　　香附　　枳壳　　陈皮

茯苓　　胆南星　甘草　　茜草

中医
理疗

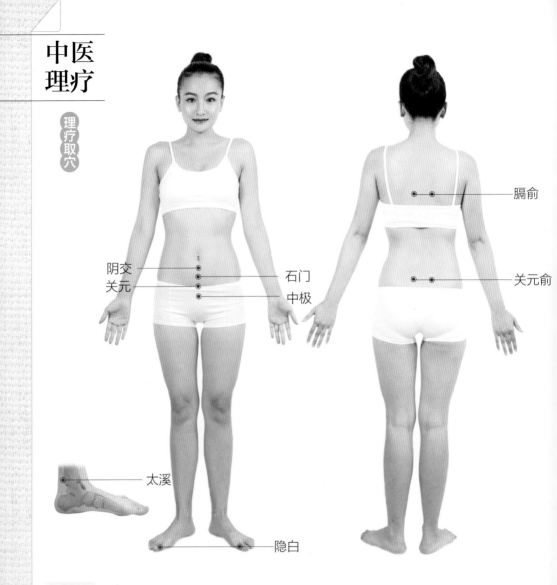

阴交
关元
石门
中极

膈俞

关元俞

太溪

隐白

阴交	位于下腹部，前正中线上，当脐中下1寸。
石门	位于下腹部，前正中线上，当脐中下2寸。
关元	位于下腹部，前正中线上，当脐中下3寸。
中极	位于下腹部，前正中线上，当脐中下4寸。
太溪	位于足内侧，内踝后方，当内踝尖与跟腱之间的凹陷处。
隐白	位于足大趾末节内侧，距趾甲角0.1寸（指寸）。
膈俞	位于背部，当第七胸椎棘突下，旁开1.5寸。
关元俞	位于腰部，当第五腰椎棘突下，旁开1.5寸。

按摩理疗

按摩以下穴位可以助气化、调胞宫、利湿热，治疗月经过多、赤白带下。

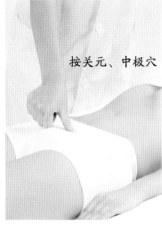

按关元、中极穴

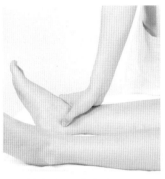

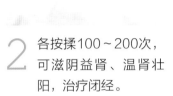

按太溪、隐白穴

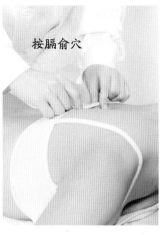

按膈俞穴

1 各按揉5分钟，再摩腹5分钟，可益肾兴阳、通经止带。

2 各按揉100~200次，可滋阴益肾、温肾壮阳，治疗闭经。

3 按揉50~100次，可养血和营，治疗月经过多。

艾灸理疗

灸以下穴位可以补肾调经、清利湿热，治疗月经不调、闭经、功能性子宫出血等。

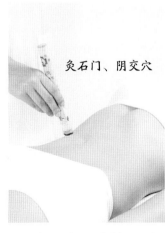

灸石门、阴交穴

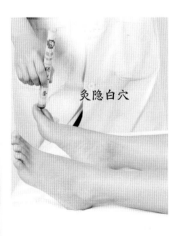

灸隐白穴

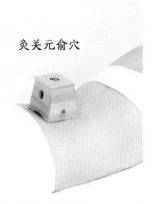

灸关元俞穴

1 温和灸10分钟，可调经血、温下元，治疗血崩、月事不绝。

2 温和灸10分钟，可调经统血、健脾和血，治疗子宫痉挛。

3 温和灸5分钟，可培补元气、调理下焦，治疗慢性盆腔炎。

月经过少

经量过少是指月经周期基本正常，经量明显减少，甚至点滴即净；或经期缩短不足两天，经量亦少者，均称为月经过少，属月经病。月经过少常与月经后期并见，常伴体重增加。该病发生于青春期和育龄期者可发展为闭经，发生于更年期者则往往进入绝经。

诊断

①经量明显减少，甚或点滴即净，月经周期可正常，也可伴周期异常，如与月经后期并见。

②可有失血、结核病、反复流产等病史及刮宫术史。

③妇科内分泌激素测定对性腺功能低下引起月经过少的诊断有参考意义。

④有些药物可引起月经过少，如避孕药、治疗精神病药、抗肿瘤药、治疗子宫内膜异位症类药物（如他莫昔芬、丹那唑、内美通等），此外雷公藤片、溴隐亭等药也会引起月经减少。

鉴别诊断

①经间期出血：经间期出血的出血量一般较月经量少，发生在两次月经中间（即排卵期）。

②激经：激经是受孕早期月经仍按月来潮，血量少，无损胎儿发育，可伴有早孕反应，与妊娠试验阳性，B超检查可见子宫腔内有孕囊、胚芽或胎心搏动等。

饮食宜忌

宜

证属血虚者应选择补益气血的药材和食材，如当归、红枣、熟地、米酒、红酒、乌鸡、乳鸽、鳝鱼、墨鱼、甲鱼、牛肉、红糖、小米、干荔枝、桂圆肉、蛋类等。

证属肾虚者可选择枸杞、首乌、山药、生地、熟地、桑葚、葡萄、银耳、黑木耳、猪腰、干贝、蛤蜊、甲鱼等滋阴补肾的药材和食材。

证属痰湿者可选择健脾祛痰湿的药材和食材，如白术、茯苓、山楂、荷叶、陈皮、橘子、薏米、萝卜、杏仁、芹菜、马蹄、冬瓜等。

忌

忌吃生冷的食品，如冰淇淋、冰镇饮料等。

中医调治

肾虚型

症状 经量少或渐少、色暗淡、质稀，腰膝酸软，头晕耳鸣，足跟痛，或小腹冷，或夜尿多，舌淡，脉沉弱或沉迟。

药方 归肾丸

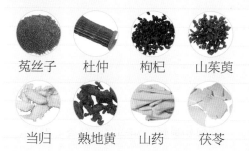

菟丝子　杜仲　枸杞　山茱萸

当归　熟地黄　山药　茯苓

血虚型

症状 经血量渐少或点滴即净、色淡、质稀，或伴小腹隐痛，头晕眼花，心悸怔忡，面色萎黄，舌淡红，脉细。

药方 滋血汤

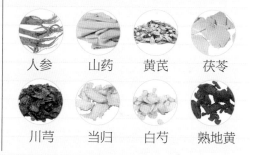

人参　山药　黄芪　茯苓

川芎　当归　白芍　熟地黄

血瘀型

症状 经行涩少、色暗、有血块，小腹胀痛，血块排出后胀痛减轻，舌紫暗或有瘀斑、瘀点，脉沉弦或沉涩。

药方 桃红四物汤

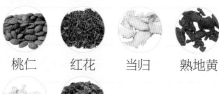

桃仁　红花　当归　熟地黄

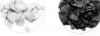

白芍　川芎

痰湿型

症状 经行量少、色淡红、质黏腻如痰，形体肥胖，胸闷呕恶，或带多黏腻，舌淡、苔白腻，脉滑。

药方 苍附导痰丸

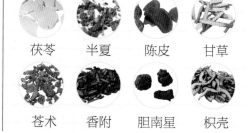

茯苓　半夏　陈皮　甘草

苍术　香附　胆南星　枳壳

中医理疗

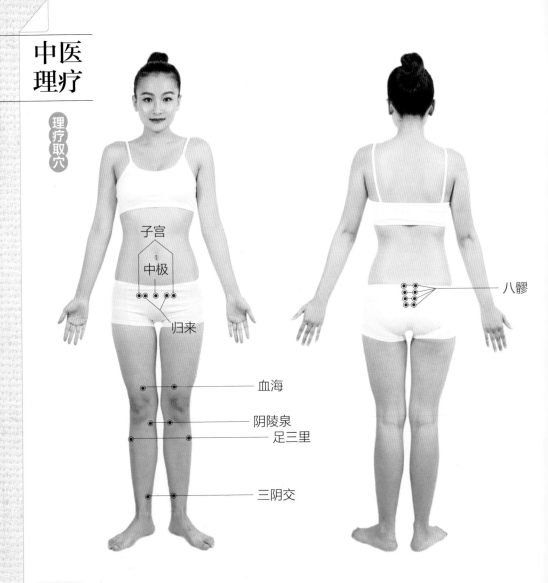

中极	位于下腹部，前正中线上，当脐中下4寸。
子宫	位于下腹部，当脐中下4寸，中极旁开3寸。
归来	位于下腹部，当脐中下4寸，距前正中线2寸。
血海	屈膝，位于大腿内侧，髌底内侧端上2寸，当股四头肌内侧头的隆起处。
阴陵泉	位于小腿内侧，胫骨内侧髁下方与胫骨内侧缘之间的凹陷处。
足三里	位于小腿前外侧，当犊鼻下3寸，距胫骨前缘一横指（中指）。
三阴交	位于小腿内侧，当足内踝尖上3寸，胫骨内侧缘后方。
八髎	位于腰骶孔处，实为上髎、次髎、中髎、下髎，左右共8个。

按摩理疗

按摩以下穴位可以益肾兴阳、通经止带，治疗月经不调、痛经、赤白带下等。

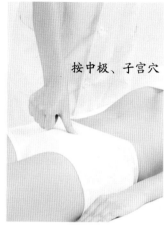
按中极、子宫穴

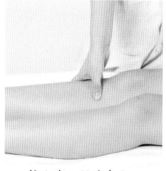
按血海、阴陵泉穴

按三阴交穴

1 各按揉5分钟，有温热感为宜，可助气化、调胞宫、利湿热。

2 各按揉100～200次，可调血、祛风、除湿，治疗月经过少。

3 按揉200次，可健脾理血、益肾平肝，治疗崩漏、带下、月经过少。

艾灸理疗

灸以下穴位可以活血化瘀、调经止痛，治疗白带过多、闭经。

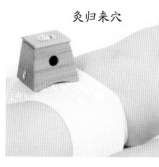
灸归来穴

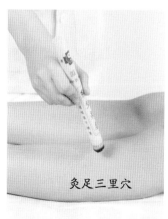
灸足三里穴

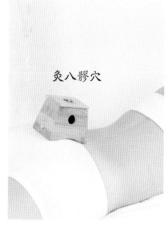
灸八髎穴

1 温和灸10分钟，可调血室、温下焦，治疗子宫内膜炎、卵巢炎。

2 温和灸10分钟，可调气血、补虚乏，治疗功能性子宫出血。

3 温和灸5分钟，可健脾补肾、暖胞宫，治疗腹痛、白带多。

痛经

痛经又称经行腹痛，指行经前后或月经期出现下腹部疼痛、坠胀，伴有腰酸或其他不适，症状严重影响生活质量。痛经分为原发性痛经和继发性痛经两类，原发性痛经指生殖器官无器质性病变的痛经；继发性痛经指由盆腔器质性疾病引起的痛经。

诊断

①经期或行经前后小腹疼痛，伴随月经周期而发作。

②疼痛可累及到胁肋、乳房、腰骶部、股内侧、阴道或肛门等处。一般于经期来潮前数小时即已感到疼痛，成为月经来潮之先兆。

③可伴有恶心、呕吐、腹泻、头晕、乏力等症状，严重时面色发白、出冷汗。

④腹部检查：不伴有腹肌紧张或反跳痛。

鉴别诊断

①妊娠病症：如异位妊娠、胎动不安或堕胎等。患者可有短暂停经史，腹痛、阴道流血，以及妊娠反应等。

②急性阑尾炎、结肠炎、膀胱炎：患者疼痛之性质、程度明显有别于既往经行腹痛或腹部检查见腹肌紧张或反跳痛。

饮食宜忌

宜

饮食均衡。虽然健康的饮食无法消除经痛，但可改善全身的健康状况。避免食用过甜或过咸的食物，多吃蔬菜、水果、鸡肉、鱼肉，并尽量少食多餐。

补充矿物质。钙、钾、镁等矿物质能帮助缓解经痛，镁有助于身体有效地吸收钙。所以在月经前及月经期，增加钙及镁的摄取量非常重要。

多食红糖。红糖性温，味甘，入脾经，可益气补血、健脾暖胃、缓中止痛、活血化瘀。

忌

避免饮用含咖啡因的饮料。咖啡、茶、可乐、巧克力中所含的咖啡因会导致神经紧张，可能引发月经期间的不适。

中医调治

气滞血瘀型

症状 经前或经期小腹胀痛拒按，胸胁、乳房腹痛，经行不畅，经色暗、有血块，舌紫暗或有瘀斑，脉沉弦或涩。

药方 膈下逐瘀汤

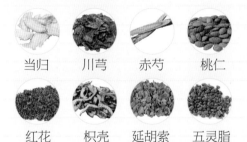

当归　川芎　赤芍　桃仁

红花　枳壳　延胡索　五灵脂

寒凝血瘀型

症状 经前或经期小腹冷痛拒按，月经或见推后，量少、经色暗而有瘀块，面色青白，肢冷畏寒，舌暗、苔白，脉沉紧。

药方 小腹逐瘀汤

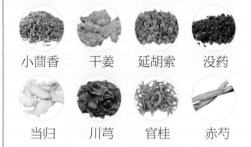

小茴香　干姜　延胡索　没药

当归　川芎　官桂　赤芍

湿热瘀阻型

症状 经前或经期小腹疼痛（或胀痛）不适、有灼热感，或痛连腰骶，经血量多或经期长，色暗红、质稠，平素带下量多、色黄质稠、有臭味。

药方 清热调血汤

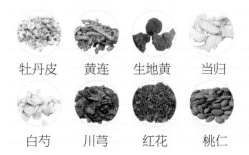

牡丹皮　黄连　生地黄　当归

白芍　川芎　红花　桃仁

肾气亏损型

症状 经期或经后1～2天内小腹绵绵作痛，伴腰骶酸痛，经色暗淡、量少质稀薄，头晕耳鸣，面色晦暗，健忘失眠，舌质淡红、苔薄，脉沉细。

药方 益肾调经汤

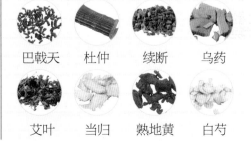

巴戟天　杜仲　续断　乌药

艾叶　当归　熟地黄　白芍

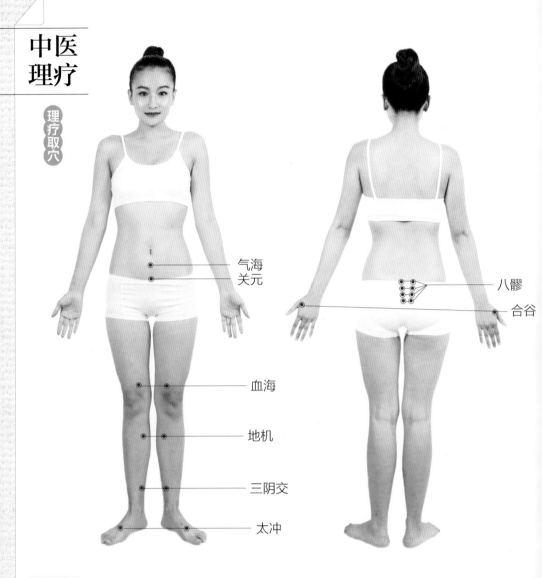

理疗取穴

气海
关元

八髎
合谷

血海

地机

三阴交

太冲

气海	位于下腹部，前正中线上，当脐中下1.5寸。
关元	位于下腹部，前正中线上，当脐中下3寸。
合谷	位于手背，第一、二掌骨间，当第二掌骨桡侧的中点处。
血海	屈膝，位于大腿内侧，髌底内侧端上2寸，当股四头肌内侧头隆起处。
地机	位于小腿内侧，当足内踝尖与阴陵泉的连线上，阴陵泉下3寸。
三阴交	位于小腿内侧，当足内踝尖上3寸，胫骨内侧缘后方。
太冲	位于足背侧，当第一跖骨间隙的后方凹陷处。
八髎	位于腰骶孔处，实为上髎、次髎、中髎、下髎，左右共8个。

按摩理疗

按摩以下穴位可以活血调经、暖胞宫，治疗痛经、带下、不孕。

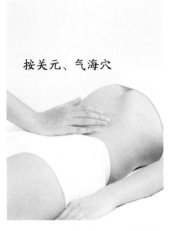

按关元、气海穴

按地机、三阴交穴

按八髎穴

1 各按揉5分钟，再摩腹5分钟，可补肾气、行水气，治疗痛经。

2 各推按100~200次，可健脾理血、益肾平肝，治疗痛经。

3 用掌面搓擦100次，可改善腰骶部血液循环，缓解痛经。

艾灸理疗

灸以下穴位可以行气通经、补气养血，治疗月经不调、痛经。

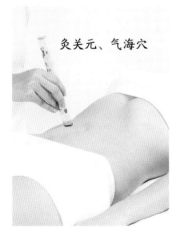

灸关元、气海穴

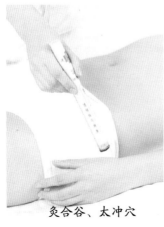

灸合谷、太冲穴

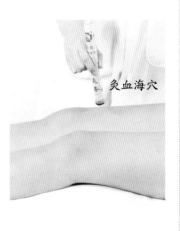

灸血海穴

1 回旋灸10分钟，可行气活血，治疗腹痛、血崩。

2 温和灸10分钟，可镇静止痛，治疗痛经、闭经。

3 温和灸5分钟，可调经统血，治疗功能性子宫出血、子宫内膜炎。

闭经

　　闭经是指女子年逾16周岁，月经仍未来潮者，为原发性闭经；月经周期建立后，又停经6个月以上者，为继发性闭经。闭经多为内分泌系统的月经调节功能失常、子宫因素以及全身性疾病所致。

诊断

　　①3个周期以上无月经来潮，有月经初潮来迟和月经后期病史，可伴有体格发育不良、绝经前后诸症、肥胖、多毛或结核病等。

　　②妇科检查可见子宫体细小、畸形或过早退化，第二性征缺乏，附件炎性粘连或肿块等异常改变。

　　③有性生活史的妇女若出现闭经必须首先排除妊娠。

鉴别诊断

　　①少女停经：少女初潮后，可有一段时间月经停闭，这是正常现象，一般无须治疗。

　　②育龄期妊娠停经：生育妇女月经停闭达6个月以上者，需与胎死腹中相鉴别。胎死腹中虽有月经停闭，但可有厌食、恶心、呕吐等早孕反应，乳头着色、乳房增大等妊娠体征。

　　③围绝经期停经：年龄已进入围绝经期，月经正常或紊乱，继而闭经，可伴有面部潮热盗汗、心烦心悸、失眠、心神不宁等围绝经期症状。

饮食宜忌

宜

　　加强营养，多食高糖、高蛋白、高维生素的食物。

　　注意补血。常食有补血作用的食物，如蛋乳类、豆类、瘦肉类、绿叶蔬菜及水果。

忌

　　忌暴饮暴食。暴饮暴食会损伤脾胃的功能，使气机不利、血运不行，冲任血少而导致闭经。

　　忌食肥甘厚味的高脂肪食物。常吃高脂肪食物容易造成体内营养过剩、脂肪堆积，太过肥胖会导致经血运行不畅，从而导致闭经。

　　忌食生冷酸涩食物，否则会导致血管收缩、血行凝滞而发生闭经。

中医调治

气血虚弱

症状 月经周期延迟，经量少、色淡红、质薄，渐至经闭不行，神疲肢倦，头晕眼花，心悸气短，面色萎黄。

药方 人参养荣汤

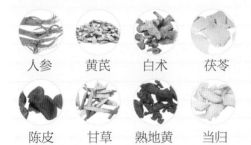

人参　黄芪　白术　茯苓

陈皮　甘草　熟地黄　当归

阳盛血燥

症状 月经周期延后，经量少、色红质稠，渐至月经停闭不行，五心烦热，颧红唇干，盗汗甚至骨蒸潮热，咳嗽唾血。

药方 一阴煎

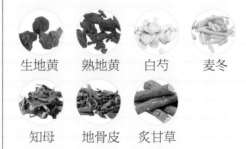

生地黄　熟地黄　白芍　麦冬

知母　地骨皮　炙甘草

气滞血瘀

症状 月经停闭不行，胸胁、乳房胀痛，精神抑郁，小腹胀痛拒按，烦躁易怒，舌紫暗、有瘀点。

药方 血府逐瘀汤

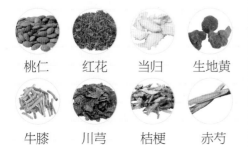

桃仁　红花　当归　生地黄

牛膝　川芎　桔梗　赤芍

痰湿阻滞

症状 月经延后，经量少、色淡、质黏腻，渐至月经停闭，形体肥胖，胸闷泛恶，神疲倦怠，纳少痰多或带下量多。

药方 四君子汤+苍附导痰丸

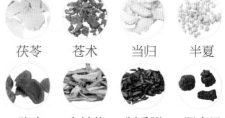

茯苓　苍术　当归　半夏

陈皮　生甘草　制香附　胆南星

中医理疗

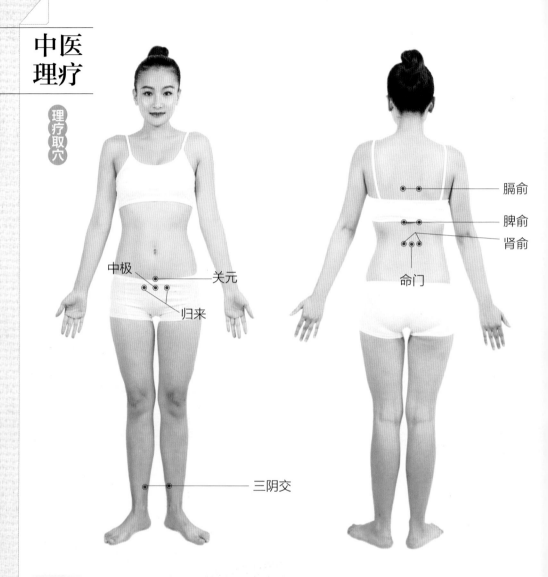

膈俞
脾俞
肾俞
命门

中极
关元
归来

三阴交

关元	位于下腹部，前正中线上，当脐中下3寸。
中极	位于下腹部，前正中线上，当脐中下4寸。
归来	位于下腹部，当脐中下4寸，距前正中线2寸。
三阴交	位于小腿内侧，当足内踝尖上3寸，胫骨内侧缘后方。
膈俞	位于背部，当第七胸椎棘突下，旁开1.5寸。
脾俞	位于背部，当第十一胸椎棘突下，旁开1.5寸。
肾俞	位于腰部，当第二腰椎棘突下，旁开1.5寸。
命门	位于腰部，当后正中线上，第二腰椎棘突下凹陷中。

按摩理疗

按摩以下穴位可以通经止带、调胞宫，治疗带下、痛经、闭经。

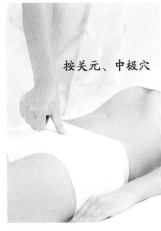

按关元、中极穴

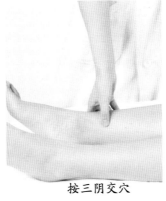

按三阴交穴

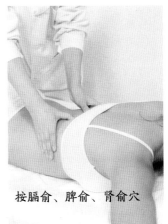

按膈俞、脾俞、肾俞穴

1 各按揉5分钟，再摩腹5分钟，可改善腹部血液循环，治疗闭经。

2 按揉50～100次，可通调肝脾肾，治疗闭经、带下。

3 各推按100～200次，可调肾气、壮元阳，治疗赤白带下、闭经。

艾灸理疗

灸以下穴位可以活血化瘀、调经止痛，治疗月经不调、闭经、崩漏、带下。

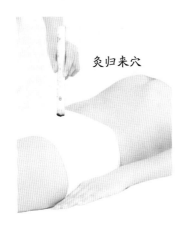

灸归来穴

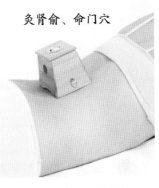

灸肾俞、命门穴

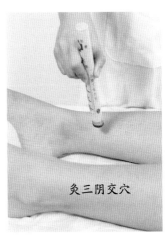

灸三阴交穴

1 回旋灸10分钟，可温经理气，治疗白带过多、不孕、闭经。

2 温和灸10分钟，可培元补肾，治疗盆腔炎、子宫内膜炎。

3 温和灸5分钟，可调经止带，治疗妇科病。

崩漏

崩漏相当于西医所说的功能性子宫出血，是指妇女非周期性子宫出血，其发病急骤，暴下如注，大量出血者为"崩"；病势缓，出血量少，淋漓不绝者为"漏"。崩与漏虽出血情况不同，但在发病过程中两者常互相转化，如崩血量渐少可能转化为漏，漏势发展又可能变为崩，故临床多以"崩漏"并称。

诊断

①月经周期紊乱，行经时间超过半月以上，甚或数月断续不休。或者停闭数月又突然暴下不止或淋漓不尽，患者常伴有不同程度的贫血。

②原发性闭经者常有青春期生长和发育进程方面的异常，如智力、身高、第二性征发育等。

鉴别诊断

①月经先期、月经过多、月经延长、经间期出血等可参考前文。

②生殖器肿瘤出血、生殖系炎症：临床可表现为如崩似漏的阴道出血，必须通过妇科检查或B超、MRI检查、诊断性刮宫，可以明确诊断以鉴别。

③外阴、阴道损伤出血：如跌倒扑伤、暴力性交等，可通过询问病史和妇科检查鉴别。

④内科血液病：内科出血性疾病如再生障碍性贫血、血小板减少，在来经时可由原发内科血液病导致阴道出血过多，甚则暴下如注，或淋漓不尽。通过血液分析、凝血因子的检查或骨髓细胞的分析不难鉴别。

饮食宜忌

宜

证属气滞血瘀型者应选择活血化瘀的药材和食材，如当归、益母草、丹参、田七、桃仁、五灵脂、川芎、红花、延胡索、墨鱼、甲鱼、乌鸡、鳝鱼、黑木耳、葡萄、樱桃等。

证属血热内扰型者应选凉血止血的药材和食材，如赤芍、生地、小蓟、槐花、藕节、白茅根、丹皮、茄子、黑木耳、甲鱼、墨鱼、绿豆、赤小豆、苋菜、马齿苋、木耳菜等。

忌

少食寒凉生冷食物，忌食羊肉、狗肉、辣椒、花椒等燥热性食物。

中医调治

血热内扰型

症状 经血量多或淋漓不净、血色深红或紫红、质黏稠夹有少量血块，面赤头晕，烦躁易怒，渴喜冷饮，便秘尿赤。

药方 清热固经汤

黄芩　　焦栀子　　生地黄　　地骨皮

地榆　　阿胶　　陈棕炭

气滞血瘀型

症状 月经漏下淋漓不绝或骤然暴下、色暗或黑，小腹疼痛，血下痛减，舌质紫暗或有瘀斑，脉沉涩或弦紧。

药方 逐瘀止血汤或将军斩关汤

生地黄　　大黄　　赤芍　　丹皮

当归尾　　枳壳　　龟甲　　桃仁

肾阳亏虚型

症状 经血量多或淋漓不净、色淡质稀，精神不振，面色晦暗，畏寒肢冷，腰膝酸软，小便清长，舌淡、苔薄，脉沉细无力。

药方 右归丸

制附子　　肉桂　　熟地黄　　山药

山萸肉　　枸杞　　菟丝子　　鹿角胶

脾虚型

症状 经血量少、淋漓不净、色淡质稀，神疲懒言，面色萎黄，动则气短，头晕心悸，纳呆便溏，舌胖而淡或边有齿痕、苔薄白，脉细无力。

药方 固本止崩汤

人参　　黄芪　　白术　　熟地黄

当归　　黑姜

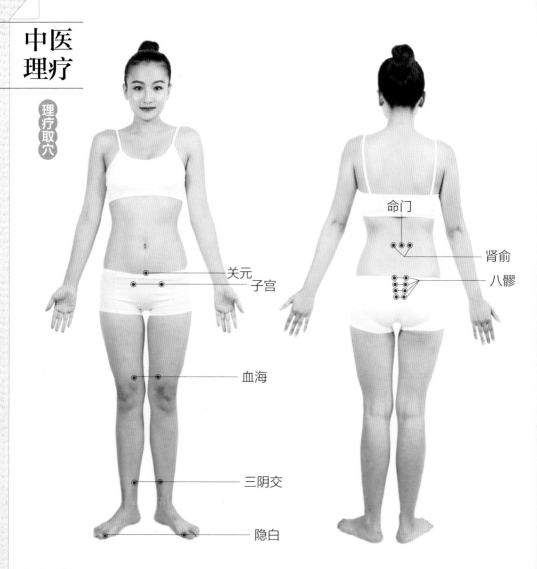

关元	位于下腹部，前正中线上，当脐中下3寸。
子宫	位于下腹部，当脐中下4寸，中极旁开3寸。
血海	屈膝，位于大腿内侧，髌底内侧端上2寸，当股四头肌内侧头隆起处。
三阴交	位于小腿内侧，当足内踝尖上3寸，胫骨内侧缘后方。
隐白	位于足大趾末节内侧，距趾甲角0.1寸（指寸）。
肾俞	位于腰部，当第二腰椎棘突下，旁开1.5寸。
命门	位于腰部，当后正中线上，第二腰椎棘突下凹陷中。
八髎	位于腰骶孔处，实为上髎、次髎、中髎、下髎，左右共8个。

按摩理疗

按摩以下穴位可以舒经活络、调经止血，改善崩漏、月经不调、产后恶露不绝。

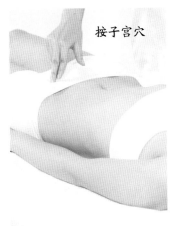

按子宫穴

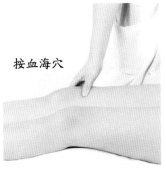

按血海穴

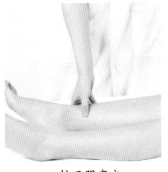

按三阴交穴

1 按揉5分钟，再摩腹5分钟，可清热凉血，治疗崩漏。

2 掐按50～100次，可止血调经、补气摄血，治疗崩漏。

3 按揉1分钟，可益肝肾、补气血、调经水，治疗崩漏。

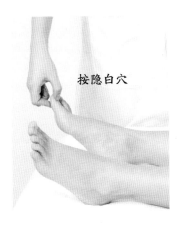

按隐白穴

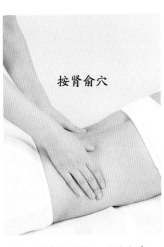

按肾俞穴

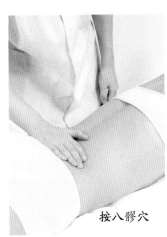

按八髎穴

4 掐按100～200次，可调冲任、理经血，治疗崩漏。

5 按揉100～200次，可温补下元、温肾助阳，治疗崩漏。

6 横擦2～3分钟，可调经止痛、补肾壮阳。

艾灸理疗

灸以下穴位，有调理经血、行气化瘀之功，有助于防治崩漏。

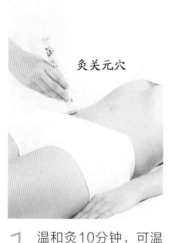
灸关元穴

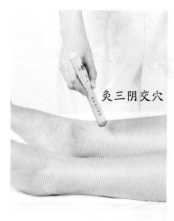
灸血海穴

灸三阴交穴

1 温和灸10分钟，可温补下元、补气摄血，治疗崩漏。

2 温和灸5分钟，可调理经血、行气化瘀，改善血液循环。

3 温和灸5分钟，可疏调足三阴之经气、调理经血，治疗崩漏、带下。

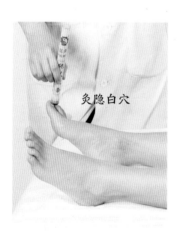
灸隐白穴

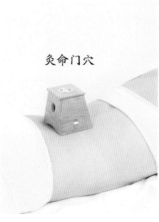
灸命门穴

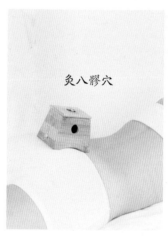
灸八髎穴

4 温和灸5分钟，可理气化瘀、养血调经，治疗崩漏、月经不调。

5 温和灸10分钟，可温肾助阳、补气摄血，治疗崩漏、腰膝酸软。

6 温和灸3~5分钟，可改善腹部血液循环，治疗崩漏。

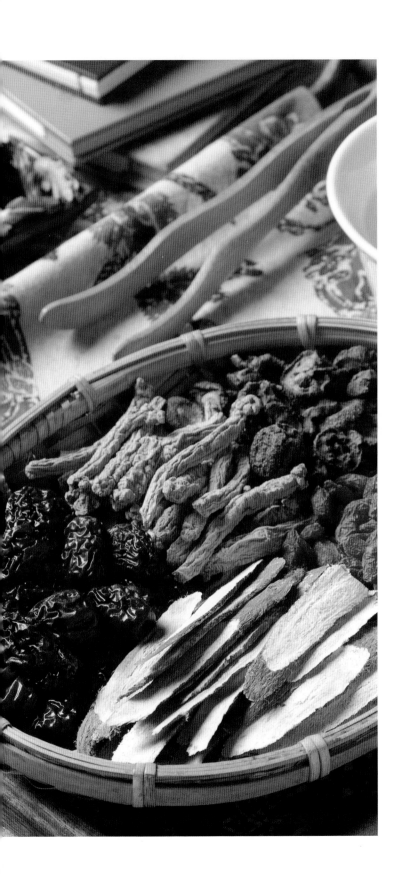

妇科小偏方，解决经期困扰

偏方是指人们在长期临床实践中总结出来的经验之方，这些经验方结合古代民间流传已久的传统秘方，汇聚了古今诸多名方、妙方，用药独特，组方巧妙，对某些病症的治疗有意想不到的神奇效果。

经期疼痛，调养有妙招

香桂止痛贴

配方

 丁香20克 肉桂10克 延胡索10克 木香20克

用法

上述药物一起研末，调匀备用。月经将行或疼痛发作时，用药末2克，置纱布上，外贴关元，疼痛剧烈加贴双侧三阴交。隔天换药1次，每月贴6天为1疗程。

盐酒熨

配方

 生盐250克 白酒15克

用法

将生盐放锅内炒热，入白酒和匀，再炒片刻，用布包好。趁热熨于肚脐、小腹部，每日3次，每次20～30分钟，连熨数日，以愈为度。

乌药砂仁熨

配方

 乌药35克 砂仁15克 木香50克

 延胡索5克 香附20克 甘草20克

用法

将以上药材放入锅内炒热，然后用纱布包好。趁热熨于腹部半小时。连熨数日，以愈为度。

痛经外敷

配方

 青盐60克 香附20克 艾叶30克

 五灵脂15克 菖蒲60克 葱白20克

用法

将以上药材炒热后，用纱布包好药物，熨帖于小腹半小时。连熨数日，以愈为度。

山葛白草熨

配方

山楂100克　葛根浸膏10克　甘草浸膏5克　白芍150克

用法

上药烘干研粉，再加少许乳香，没药浸液170毫升，烘干，另加入鸡血藤挥发油4毫升，冰片少许拌匀即成。每次取0.2克用醋或黄酒调成糊状，敷于脐处。月经来潮前2天应用，或初感腹痛时应用。

黄酒鸭蛋

配方

鸭蛋3只　　姜25克　黄酒250毫升　白糖30克

用法

将黄酒倒入锅内，鸭蛋破壳打入酒中，下姜片，煮后以白糖调服。月经来潮前2天应用，或初感痛时应用。

灵脂防风独活膏

配方

生灵脂60克　防风60克　杜仲60克　木瓜60克

白芷60克　当归60克　川芎60克　羌活60克

生附子60克

用法

以上药材，加入香油7500毫升，炸枯去渣滤净，再熬，入樟丹2700克搅匀成膏。每7500克膏对乳香末、没药末、广木香末、肉桂末各60克搅匀，贴于胃脘部，孕妇勿贴。

足部药浴方

配方

黄芪15克　当归15克　赤芍10克　川芎10克

桃仁10克　红花10克　香附10克　艾叶10克

用法

①将以上药材共研粗末，混合均匀后，装入布袋内封好口。加清水10升，煎煮10分钟，取出药袋将温度控制在50～60℃，热敷于小腹。
②或将①中煎好药液倒入盆内，待温度适宜，浸泡双足30分钟，每日1次，于月经前1周开始治疗至经行停止。3个周期为1个疗程。

经不行，血不畅，需通经

木香地黄贴

配方

木香100克

地黄100克

用法

将木香、地黄捣烂做成饼状备用。取药饼贴脐下气海穴、关元穴，盖厚布数层，熨烫。每日2次，每次20～30分钟。

桃仁牛血羹

配方

桃仁12克

新鲜牛血200克

用法

桃仁、新鲜牛血放入锅中，加清水500毫升煲煮，加少许食盐调味。每日1～2次，可与午餐、晚餐共食。

枸芪乳鸽汤

配方

北芪30克

枸杞30克

乳鸽1只

用法

将乳鸽处理干净，北芪用布包好，放炖盅内，加适量水隔水炖熟，加适量盐调味后喝汤、食鸽肉。一般隔日炖服1次，每月连服4～5次。

乌鸡丝瓜汤

配方

乌鸡肉150克

丝瓜100克

鸡内金15克

用法

将乌鸡肉斩块，与丝瓜、鸡内金一起共煮至烂，服用时加少许盐即可。一般1日1次或隔日1次，每月连服3～4次。

绿豆猪肝汤

配方

绿豆150克　　猪肝200克

用法

将绿豆煮熟后，加入新鲜猪肝（洗净剁碎），煮沸约5分钟后食用。分3次口服，每日1剂，治愈为止。

益母月季贴

配方

益母草120克　　月季花60克

用法

将益母草、月季花加清水2500毫升煎浓汁去渣后，放在文火上炖煮，保持药汁温热。用厚毛巾浸泡药汁后拧干，热敷肚脐及下腹部，以小腹部有温热舒适感为佳。敷药过程中注意腹部保暖，避免受凉伤风。

灵脂蒲黄贴脐方

配方

五灵脂30克　生蒲黄30克　桃仁15克　大黄15克

生乳香15克　生没药15克　麝香5克

用法

以上药材除麝香外，共研细末，放于瓶中备用。将麝香放于脐内，用面粉水调，围脐1周，填满药物，上置生姜或槐树白皮1块，用艾炷灸治，1~3日1次。

当归阿胶养血汤

配方

当归500克　　阿胶250克　　黄酒适量

用法

将阿胶研成细末，用适量黄酒浸12小时，滤去黄酒。当归切碎，加清水浸泡12小时，再煎煮3次，每次2小时，分次过滤取汁。

当归汤合并后，用文火煎熬，加入阿胶，煎煮片刻（加入适量冰糖至溶化）即成。取适量服用，1日1次或隔天1次。

"崩" "漏" 双双来袭, 一招搞定

盐烟叶贴脐方

配方

烟叶适量

生盐少许

用法

将烟叶捣烂成泥状, 加入生盐拌匀, 用纱布包好。敷肚脐上, 每日换药1次, 连续敷3~5日为1个疗程。

主治

妇女更年期阴道流血不止。

香附当归汤

配方

炙香附150克

当归45克

炒五灵脂30克

用法

上药共研成极细末, 过120目筛。每次服7.5克, 用醋调, 饭前30分钟开水送服, 每天3次。一般服10天即见好转, 20天即可治愈。重者经2~3个月经周期即可巩固疗效。

智仁沙苑贴

配方

益智仁20克

沙苑子20克

焦艾叶30克

用法

益智仁、沙苑子烘干, 研为细末, 过筛, 取药末适量, 用艾叶煮汁, 熬调成膏。用纱布包裹, 敷于脐部, 用胶布固定。每日换药1次, 直至血止。

主治

肾阴虚型崩漏。

鸡冠荷包蛋

配方

田七6克

鸡冠花30克

鸡蛋1个

用法

将鸡冠花加水2碗, 煎至1碗。将田七去渣, 鸡蛋去壳, 加入鸡冠花水煮熟, 加盐或糖即可服用。

功效

益气养血、固涩止痛、补血宁神、化瘀止崩。

黄酒猪皮冻

猪皮1000克　黄酒250毫升　红糖炼膏250克　田七200克

用法

田七研末；猪皮切片，加水适量，炖至黏稠状，加黄酒、田七末、红糖炼膏，冷藏备用。

功效

猪皮有滋阴补虚、养血益气之功效。

川芎白酒

配方

川芎24～28克　　　　白酒30毫升

用法

川芎、白酒置器皿内，加水250毫升浸泡1小时后，用文火炖煎，分2次服。不饮酒者可单加水炖服。

备注

《陕西中医》（1990年第4期）、《单方验方精选》。

活鲫鱼当归方

配方

鲫鱼100克　当归15克　血蝎5克　乳香5克

黄酒适量

用法

鲫鱼去肠留鳞，腹内纳入当归、血蝎及乳香，泥封烧存性，研成细末。温黄酒送服，每服5克，每日2次。

功效

补脾、益气、活血化瘀、止痛、止血，对血崩有一定食疗功效。

母鸡胶艾汤

配方

母鸡半只　　艾叶15克　　阿胶15克

用法

母鸡去内杂，洗净，加水煮熟。取鸡汤1碗煎煮艾叶，5分钟后下阿胶，待阿胶溶化后饮服，每日1次。

功效

补血止血、滋阴安神。对月经淋漓不断、崩漏、下腹痛有一定食疗效果。

经血过多，止血调养两不误

米醋豆腐方

配方

米醋250毫升　　　豆腐250克

用法

将豆腐切成小块用醋煮熟，以文火煨炖好。饭前吃，一次吃完。

功效

活血调经。

鸡冠花炖瘦猪肉

配方

鲜鸡冠花24克　　　瘦猪肉50克

用法

以上加水炖服，食肉饮汤。每日1次，连服3~5日，治疗女人经血过多。

功效

益气养阴、清热凉血、化瘀止血。

桂圆炖鸡蛋

配方

桂圆肉50克　　　鸡蛋1个

用法

锅中加水先煮桂圆肉，半小时后将鸡蛋打入桂圆汤内共炖至熟。在月经干净后服用，连用10天，每天早晚各1次。

功效

补益心脾、滋阴养血。

乌梅糖水

配方

乌梅肉15克　　　红糖适量

用法

乌梅肉、红糖加水500毫升，煎至300毫升，去渣分两次服用。每日2次，连服数日。

主治

主治月经量多、色淡质薄、清稀如水。

黑木耳荆芥炭方

配方

黑木耳50克

荆芥炭10克

红糖250克

用法

将黑木耳放铁锅内炒焦，与荆芥炭混研成粉，用粉筛筛过；红糖亦用铁锅炒至微焦备用。当月经淋漓不断或月经量多时，每次取药粉5克、红糖20克，用开水冲泡半小碗，待温，空腹服。每日3次，连服3天。

红蓖麻仁敷

配方

红蓖麻仁15克

用法

红蓖麻仁去壳，捣烂如泥状，敷于百会穴，用绷带上下包紧，并用热水袋热熨15分钟，每日1次。

主治

经血过多，色淡质薄，清稀如水。

牡丹糕

配方

牡丹花2朵

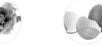
鸡蛋5个

牛奶250毫升

面粉200克　白糖150克

小苏打少许

用法

牡丹花洗净，将花瓣摘下切成丝。鸡蛋去壳打散，同牛奶、面粉、白糖、小苏打混拌在一起，搅匀。倒一半在开了锅的湿屉布上，摊平，上面均匀撒上牡丹花丝，然后再倒入余下的一半混合料，摊平，盖好盖，蒸20分钟，取出，扣在案板上，上面再撒牡丹花丝即成。食之。

北芪鸡汤

配方

北芪20克

老母鸡1只

盐2克

用法

将鸡破肚去杂物，洗净沥干，把北芪纳入鸡腹内，煮沸后改文火炖，待熟时加少许盐调味。食肉饮汤，每日2次。

主治

对经血过多、白带过多、行经疼痛、血虚头晕等妇科疾患有一定食疗效果。

带下异常病情多，早些调治好安心

胡椒鸡蛋

配方

胡椒7粒　　鸡蛋1个

用法

先将胡椒炒焦，研成末。再将鸡蛋扎一小孔，把胡椒末填入蛋内，将孔封固，置于火上煨熟。去壳吃蛋，每日2次。

主治

妇女带下、白带黄油。

花生米

配方

生、熟花生米各适量

用法

取生、熟花生米每天早、中、晚适量食用。将2千克的花生米吃完，此病可治好。病情严重者，再吃1千克可痊愈。此方无不良反应。

主治

子宫内膜炎引起的赤白带下。

白果莲肉粥

配方

白果6克　　莲肉15克　　大米50克

乌鸡1只

用法

乌鸡去内脏洗净；将白果、莲肉研成细末，纳入鸡膛；再加入大米、水，慢火煮熟。食肉喝粥，日服2次。

白扁豆止带汤

配方

白扁豆100克　　红糖20克　　山药100克

用法

白扁豆用米泔水浸后去皮，同另两味共煮，至豆熟为度。每日2次，经常服用收效显著。

功效

白扁豆味甘，性微温，有健脾化湿、利尿消肿、清肝明目等功效。

荞麦蛋清汤

配方

荞麦米50克

鸡蛋2个

用法

荞麦米炒焦后，注入清水200毫升，烧开后，打入鸡蛋清，煮熟。趁热服，每日服2次。

功效

荞麦米有健脾益气、清热解毒的功效，适用于白带黄浊者。

荞麦粉鸡蛋

配方

荞麦粉500克

鸡蛋1个

甘草末60克

用法

将荞麦粉炒成金黄色，凉凉；取鸡蛋清倒入碗内，放入甘草末搅拌，再加入荞麦粉和温水调为小丸，晒干备用。每日早晚各1次，每次30克，以开水送下。

主治

带下清稀、小腹发冷者。

川椒茴香敷

配方

川椒10克

大茴香10克

乳香10克

没药10克

降香末10克

用法

将以上药材共研细末，以面粉、少许白酒调糊，摊铺于纱布上。敷于痛处，用热水袋热熨，每日2次。

功效

祛风、清湿热、止痒。主治带下量多、外阴瘙痒。

苍术草果熏洗液

配方

苍术30克

草果15克

用法

苍术、草果加适量水煎煮10分钟，不需久煎，趁热熏洗阴部，待温再浸洗阴部，每次30分钟，每日2次。经期不用药。

功效

《长沙药解》：白术味甘、微苦，入足阳明胃、足太阴脾经。补中燥湿，止渴生津，最益脾精，大养胃气，降浊阴而进饮食，善止呕吐，升清阳而消水谷，能医泄利。

苦菜金银花汤

配方

 苦菜50克　 金银花20克　 蒲公英20克

用法

以上药材用水煎2次，每次用水500毫升，煎半小时，两次混合，去渣取汁。分2~3次服。

主治

适用于妇女子宫内膜炎、宫颈炎、子宫颈糜烂、白带腥臭。

蛇床子·地肤子方

配方

 蛇床子30克　 地肤子30克　 赤皮葱10支

用法

蛇床子、地肤子、赤皮葱加适量水煎煮10分钟，不需久煎，趁热熏洗阴部，待温再浸洗阴部，每次30分钟，每日2次。经期不用药。

功效

燥湿止痒。主治白带过多、外阴瘙痒、外阴溃烂。

香月贴膏

配方

 母丁香25粒　 白胡椒30克　 雄黄3克　 银杏25粒

 白牡丹10克　 石榴皮5克　 麝香2克　 海螵蛸5克

用法

将以上药材混合，研成细末，同300克猪油膏搅匀，分成10份，贴于腰骶部。

主治

带下量多，色微黄质稀，五心烦热。

足部药浴方

配方

 蛇床子50克　 白鲜皮50克　 生黄檗50克　 人参20克

 防风5克　 荆芥穗15克　 苦参15克　 龙胆草15克

 薄荷120克

用法

以上药材除薄荷外，加清水1500毫升，煎沸10分钟，去渣；将药液倒入盆内，趁热先熏后洗会阴部，待温度适宜时，浸泡双足30分钟。每日早晚各1次，10~15天为1个疗程。

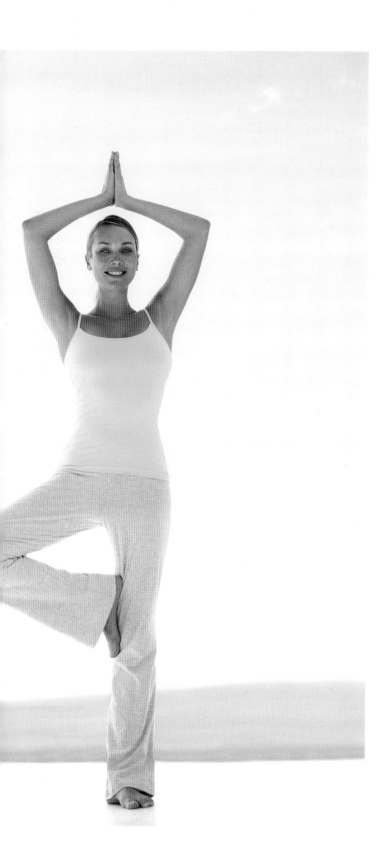

经期都能做的简单运动，

助月经『走上正轨』

俗话说『生命在于运动』，所以，每天能坚持运动是一个非常好的生活习惯。即使在生理期，也要坚持运动。那么，适合生理期的运动有哪些呢？

经期别窝着，你需要适度运动

　　每次经历经痛时，你是否就觉得彩色人生突然一下子成了黑白色？我们知道你有苦难言，也知道你在那几天心里总会默默祈祷周遭的人都能大人有大量，多担待你的情绪化和不痛快。但如果不管用了什么方法都还是觉得不够，那你缺乏的，可能就是运动了！嘿，别一听到运动就急着皱眉，让我告诉你在经期也能开心做的运动。适时的动动，让你的身体不再痛！

　　女性在生理期间到底适不适合进行健身锻炼，主要视自身情况而定。一般来说，大部分的女性在生理期依旧感觉良好，适度运动并不会让出血量变多，或造成难以平复的身体伤害。但如果下腹部的痉挛真的让你感到好崩溃，那就先乖乖倾听身体的声音，必要时记得请一天假，让身体休息。

　　如果你平时有保持运动的习惯，要是一发觉有经前不适的症状，就暂停平日规划的运动，那你是不是有两个礼拜都要赖在沙发上不走了？为了不干扰你的日常作息，寻找一个在经期间也能放心做的简单运动很有必要；你会发现，在生理期间适度运动，更能让你从里到外都变得红润清透！

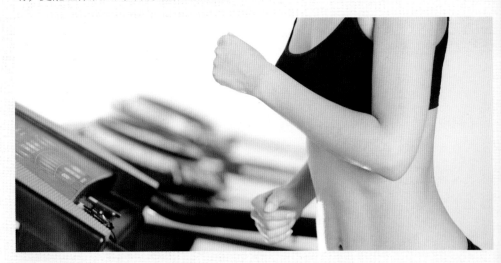

生理期的运动禁忌

　　生理期还没结束前，你应该避免参加需要技巧和反应能力的运动，像是攀岩、壁球、羽毛球等，因为这些运动可能使你因失误、失利而变得更暴怒。要知道，情绪波动太大，对你可是没什么好处的。

　　用心倾听你的身体发出的声音，因为它无时无刻都在对你说话。需要休息时，就别硬撑；想运动时，就开始行动起来吧，就算生理期，也不能剥夺你爱美丽的权利！

慢跑15～30分钟

如果你有想去慢跑的冲动，那就别犹豫，跑吧！许多运动科学研究已证实，跑步的确能活化大脑，并产生能振奋心情的化学物质脑内啡。所以，如果你因为生理期而感到心情郁郁寡欢，那就带上你的耳机，让音乐陪伴你的慢跑时光吧！

特别需要注意的是，你的体内除了正在排经血外，水分和电解质也会因慢跑而一并流失。因此需要提醒你，记得在开跑前、慢跑途中，以及跑完后的3个阶段补充足够水分，才不会让身体能量加速的耗尽、使身体疲惫无力。

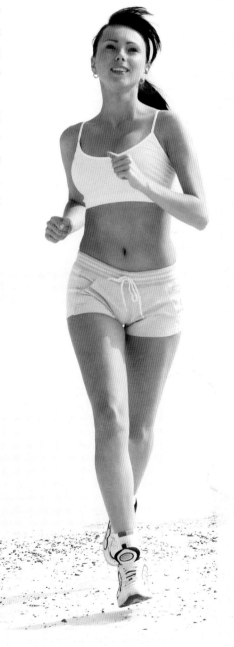

瑜伽10~20分钟

　　一般来说，适合女性在生理期间做的瑜伽动作，因人而异，而技巧成熟度与身体的柔软度也关系着你能否胜任特定的瑜伽动作。除了不推荐你做倒立动作外，有些瑜伽动作的确能替你缓解骨盆腔肌肉，放松因月经而感到腰酸的情况。如果对瑜伽还没有什么基础，那就从简单的瑜伽伸展十二式试试看吧！

　　伸展十二式作用于全身，每一个姿势都是前一个姿势的平衡动作。它包括前弯、后仰、伸展等动作，配合一呼一吸，加强全身肌肉的柔韧性，同时促进全身的血液循环，调节身体各个系统的平衡，如消化系统、呼吸系统、消化系统、神经系统、内分泌系统等，使人体各系统处于协调状态。

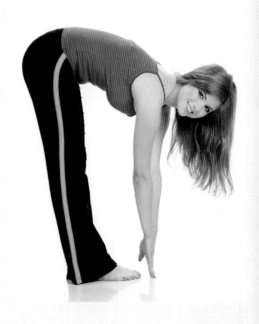

1 直立，两脚并拢，双手于胸前合十，调整呼吸，使身心平静。

2 吸气，向上伸展双臂，身体后仰，髋关节向前推（这样可减少腰部压力），双腿伸直，放松颈部。

3 吐气，向前屈体，手掌下压，上身尽可能接近腿部（如有需要，可稍弯曲双膝）。注意放松肩膀、颈部和脸部。

4 吸气，左腿往后伸直（初学者也可膝盖着地），右腿膝盖弯曲，伸展脊柱，往前看。

5 保持呼吸，右腿退后，使身体在同一直线上，用两手和脚趾支撑全身，腹部和腿部要尽量伸展、收紧，肩下压。

6 吐气，膝盖着地，然后放低胸部和下巴（也可前额着地），保持髋部抬高。注意放松腰部和伸展胸部。

7　吸气，放低髋部，脚背着地，保持双脚并拢，肩下压，上半身后仰，眼睛往上和往后看。

8　吐气，抬高髋部，使身体呈倒"V"形，试着将脚跟和肩膀下压。

9　吸气，左脚往前迈一步，两手置于左脚两边，右腿往后伸展，眼睛往前看。

10　吐气，两脚并拢，身体慢慢前弯，两手置于地面或腿部。

11　吸气，两手臂向前伸展，然后身体从髋部开始慢慢后仰。

12　吐气，慢慢还原成直立。

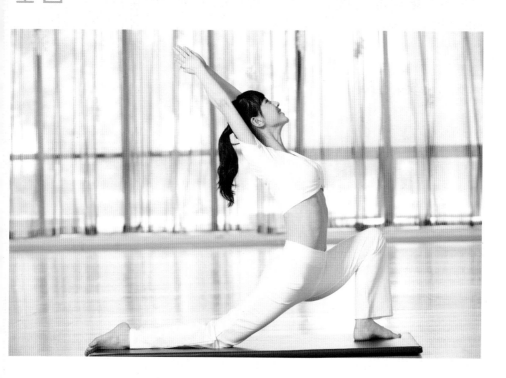

打坐，以静制动

生命在于运动，也在于静养。打坐和瑜伽都强调静，以静制动。《黄帝内经》中说："呼吸精气，独立守神。"

现代科学研究已经证实，打坐可以增强肺功能、提高心肌功能、调理神经系统功能、协调整体机能，对多种疾病具有很好的防治作用。经期静坐，可以有效缓解因经期造成的神经衰弱、头痛、失眠、少寐、头昏、乏力等并发症。通过打坐，能够使人阴阳平衡、经络疏通、气血顺畅，从而达到强身健体、益寿延年的目的。

打坐时，要注意以下几点

（1）端正坐姿。端坐于椅子上、床上或沙发上，面朝前、眼微闭、唇略合、牙不咬、舌抵上腭；前胸不张，后背微圆，两肩下垂，两手放于下腹部，两拇指按于肚脐上，手掌交叠于脐下；上腹内凹，臀部后凸；两膝不并（相距约10厘米），脚位分离，全身放松，去掉杂念，慢慢进入忘我状态。

（2）选择清幽的环境。选择无噪声干扰、无秽浊杂物，而且空气清新流通的清静场所。打坐期间也要少人打扰。

（3）选择最佳时间。打坐的最佳时间是在晨起或者睡前，时间以半小时为宜。不过工作繁忙的上班族可以不拘泥于此，上班间隙感到身心疲惫，可以静坐养神。

（4）打坐后调试。打坐结束后，打坐者可将两手搓热，按摩面颊、双眼以活动气血。此时会顿感神清气爽、身体轻盈。

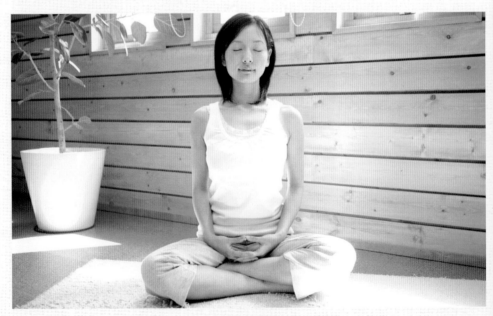

跳舞，随你心情而定

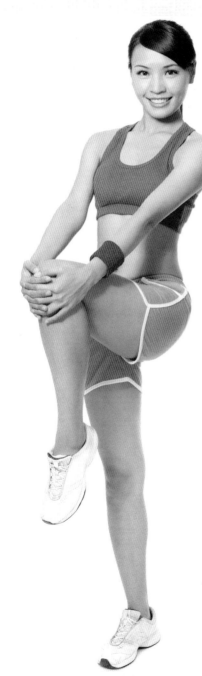

　　大动作跳舞，这听起来好像不是一件在生理期可行的事，但如果你的情况不算太糟，跳跳舞其实能帮你提升心肺功能、促进血液循环，而且还能让经血排得更顺畅。而且你有没有发现，跳舞其实是最不像在运动的运动。看着镜中打着节拍、动感又利落的自己，是不是忘了其实还深陷在生理期的苦海中呢？

　　跳舞能展现魅力、肯定自己，本来身体还感觉病恹恹的，跳完舞，就能让你整个人焕然一新，重现快乐无忧的自己！另外，比起白天，在晚上跳舞更有放松的感觉，也会让整个人看起来格外有魅力。现在，就选一首你最爱的舞曲，一起翩翩起舞吧！

　　小提醒：跳舞前一定要热身完全，结束后也必须进行缓和运动，以防止肌肉拉伤！

有氧舞蹈30~45分钟

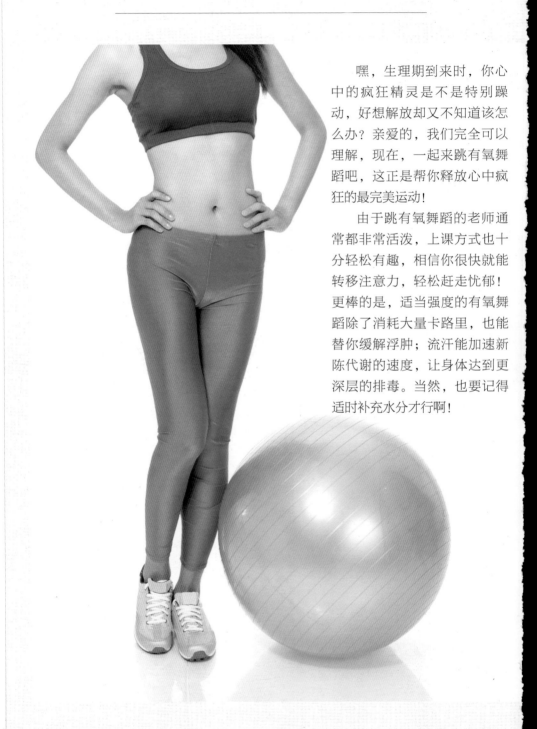

嘿，生理期到来时，你心中的疯狂精灵是不是特别躁动，好想解放却又不知道该怎么办？亲爱的，我们完全可以理解，现在，一起来跳有氧舞蹈吧，这正是帮你释放心中疯狂的最完美运动！

由于跳有氧舞蹈的老师通常都非常活泼，上课方式也十分轻松有趣，相信你很快就能转移注意力，轻松赶走忧郁！更棒的是，适当强度的有氧舞蹈除了消耗大量卡路里，也能替你缓解浮肿；流汗能加速新陈代谢的速度，让身体达到更深层的排毒。当然，也要记得适时补充水分才行啊！